Receitas para Problemas da Próstata

Francisco Alcaina

Receitas para Problemas da Próstata

Published by Francisco Alcaina

Dedico este livro a todos os homens que têm sofrido com esse problema e decidiram deixá-lo permanentemente.

Não sei como agradecer minha parceira por seu apoio durante o problema e pela sua ajuda.

A atual felicidade compensa o esforço.

Agradeço muito a meus filhos, Irene e Gerard por sua compreensão e carinho.

Índice de Conteúdo

Reflexão do autor

Cada ano é gasto no Mundo muito dinheiro na criação e comercialização de drogas que a indústria médica anuncia como a única maneira de curar os problemas do aumento de tamanho da próstata.

No entanto, um estudo aprofundado da inflamação prostática mostrou que a inflamação é nada mais do que um sintoma e que também pode ser curado facilmente.

A inflamação da próstata grave pode levar a danos em seu sistema reprodutivo e também pode iniciar a destruição prolongada do seu corpo.

Mesmo se for menos grave, a inflamação da próstata pode ser embaraçosa, quando você pensa que seus filhos e sua família vê-lo como um homem velho.

Este livro aprofunda na cura da inflamação da próstata com uma dieta simples, em sua casa.

Aqui vou mostrar-lhe práticas reccitas para a inflamação da próstata, para seu dia a dia, que são um perfeito complemento do meu livro e-book Tratamento da Próstata.

Você vai ver como o alargamento da próstata, pela inflamação, pode ser reduzido com alimentos naturais, que qualquer um pode comprar no supermercado.

Não é uma ciência nova, é simplesmente aproveitar uma combinação dos benefícios e propriedades dos alimentos naturais a nossa disposição atualmente.

DE FORMA 100% NATURAL!

Introdução

A pesquisa mostrou que mais de 50% dos homens de 50 anos ou mais sofrem de inflamação da próstata, prostatite e o câncer de próstata. Estas doenças causam muita dor e outros sintomas muito desagradáveis, devido ao alargamento da próstata.

A indústria médica certamente não tem uma solução para o problema, mas eles se recusam a aceitar o tratamento pela alimentação natural. Muitos pacientes foram enganados pelas empresas médicas e agora dependem dos medicamentos, sabendo essas empresas, que eles não produzem resultados e que apenas escondem os sintomas por algum tempo. Com as receitas deste livro você pode ter certeza que sua inflamação da próstata e outras doenças e condições relacionadas serão drasticamente reduzidas, em um curto período de tempo e sem pôr em perigo sua economia e sua vida.

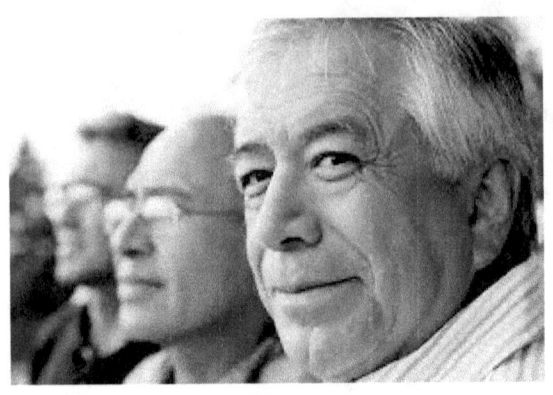

Não existem milagres em minhas receitas, simplesmente você aprenderá a usar os produtos que pode comprar no supermercado e resolver o problema, evitando os sintomas tão chatos e que interferem na nossa vida. Vamos fazer uma pequena mudança na sua dieta, que sem dúvida resultará em uma grande diferença na sua saúde.

Você deve tentar mudar sua dieta efetivamente y definitivamente, podendo introduzir variações nestas receitas, mas sem remover delas os principais produtos.

SALADAS E SOPAS

SALADA DE QUEIJO E BRÓCOLIS

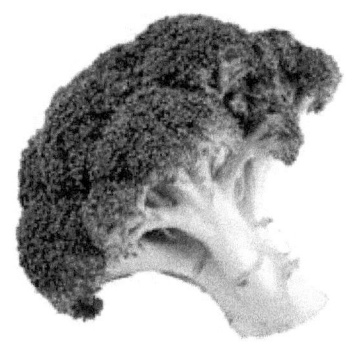

Ingredientes:

2 xícaras de florzinha de brócolis (cozido no vapor por 2 minutos)

1 colher de alho fresco picado

Suco de 1 limão

1 colher de raspas de limão

¼ colher de chá de pimenta vermelha

1 colher de azeite

¼ colher de chá de sal marina

2 colheres de queijo Gruyère em cubos pequenos

1 colher de farinha de pão misturada com finas ervas

Acompanhamento: lascas de queijo parmesão (opcional)

Preparação:

Preparar todos os ingredientes de acordo com as especificações acima.

Misturar em uma tigela e servir frio.

Decorar com o queijo parmesão.

SOPA DE BRÓCOLIS E BATATA
Ingredientes:

1 brócolis

2 batatas médias (batata inglesa), descascadas e cortadas em pedaços

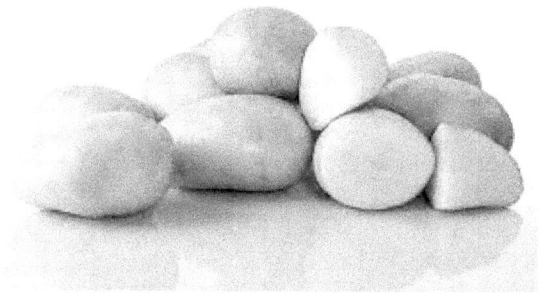

7 xícaras de caldo de galinha ou vegetal

Sal ao gosto

Pimenta branca moída a gosto

Preparação:

Colocar todos os ingredientes em uma panela para sopa.

Colocar em fogo alto e deixar ferver.

Baixar a fogo lento e cozinhar durante uns 25 minutos ou até que as batatas estejam macias.

Temperar com sal e pimenta, a gosto.

Misturar em um liquidificador ou processador de alimentos.

Servir quente. (a sopa pode ser congelada)

SOPA DE ABOBRINHA E PIMENTO VERMELHO ASSADO

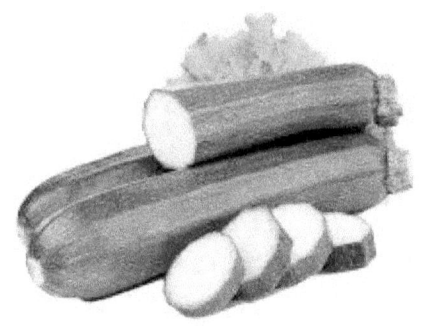

Ingredientes:

1 colher de azeite

1 xícara de cebola em rodelas (aproximadamente 1 cebola média)

6 xícaras de abobrinha em fatias (aproximadamente 5 abobrinhas médias)

2 pimentos vermelhos assados (veja abaixo como prepará-los)

6 xícaras de caldo de galinha ou vegetal

½ xícara de flocos de aveia

sal marinho a gosto

pimenta do reino a gosto

Preparação:

Aquecer o azeite em uma panela em fogo baixo.

Refogar a cebola por uns 3 minutos.

Adicionar a abobrinha e o pimentão vermelho assado.
Tampar e cozinhar até que estejam macios (15 minutos).

Adicionar o caldo e aveia, deixar ferver e cozinhar por uns
25 minutos, mexendo de vez em quando.

Deixar esfriar e tomar como sopa ou pode fazer um purê no
liquidificador.

Temperar com sal e pimenta, a gosto.

Pimentão Vermelho Assado:

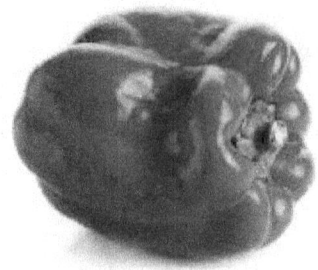

Preparação:

Colocar o pimento diretamente na chama do queimador ou sob uma grelha.

Virar o pimento até ficar com bolhas na pele de todos os lados.

Colocar em uma tigela e cobrir com filme plástico. Deixar repousar por 10 minutos.

Descascar e retirar as sementes.

SALADA DE PERU

Com várias opções. Use o seu molho preferido: Churrasco, Rancheiro, Barbecue, Maionese, etc. (todos com baixo teor de gordura)

Ingredientes:

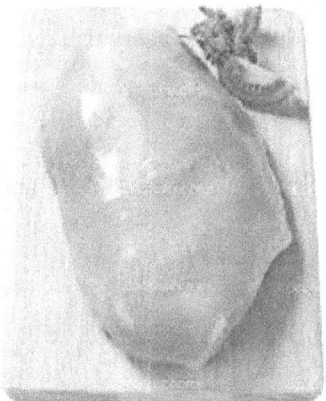

200 gramas de peito de peru cozido (pequenos cubos; pode comprar na loja ou assar um peito de peru)

2 xícaras de soja descascada

2 tomates picados

8 ovos cozidos; usar apenas a parte branca, em cubinhos

8 tiras de bacon vegetariano (cozido, torrado e cortado em cubos pequenos)

2 abacates em cubos

1 alface (lavado e cortado)

¼ repolho (lavado e picado)

Preparação:

Misturar o repolho e alface. Reservar na geladeira.

Preparar todos os ingredientes de acordo com as especificações acima.

Colocar a mistura de alface na bandeja.

Colocar os ingredientes em linhas verticais.

Servir com seu molho favorito.

SOPA DA AVÓ

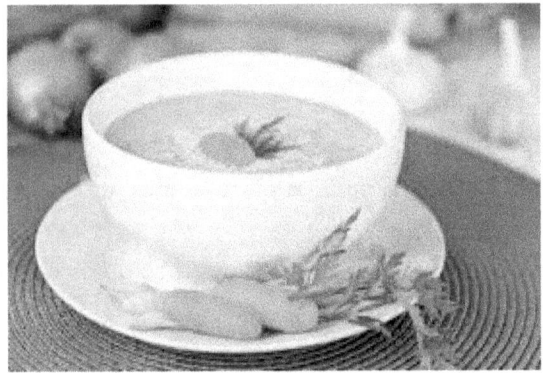

Ingredientes:

8 xícaras de caldo de galinha ou vegetal

1 colher de alho fresco picado

1 alho-poró médio lavado e picado

1 cebola picada

4 rabanetes picados

2 talos de aipo, picados

¾ xícara de brócolis

¾ xícara de feijão branco (pré-cozido)

½ repolho verde picado

4 folhas de couve picado

1 xícara de tomate picado

1 colher de chá de orégano seco

2 folhas de manjericão fresco

sal e pimenta do reino a gosto

pimenta vermelha a gosto (opcional)

1 colher de azeite

Preparação:

Aquecer o azeite em uma panela em fogo baixo.

Adicionar a cebola e refogar 1 minuto, mexendo.

Adicionar o alho-poró e refogar 1 minuto, mexendo.

Adicionar o alho e refogar 20 segundos, mexendo.

Adicionar as cenouras e o aipo, refogar em fogo baixo por 2 minutos.

Adicionar o orégano, caldo, tomate, feijão, couve-flor e manjericão. Cozinhar por 15 minutos em fogo baixo.

Adicionar o repolho e cozinhar outros 5 minutos.

Temperar com sal e pimenta, a gosto. Adicionar o repolho picado.

Você pode servir ou reservar por até 4 dias refrigerada.

(a sopa pode ser congelada)

SOPA POSOLE
Pode adicionar um peito de frango grelhado ou camarões.

Ingredientes:

8 xícaras de caldo de galinha ou vegetal

1 colher de alho fresco picado

1 cebola picada

1 xícara de cenoura picada

1 pimenta picada

1 xícara de milho (da espiga)

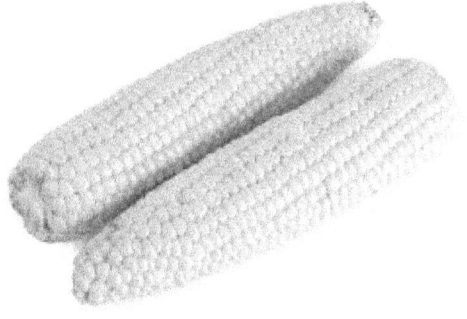

½ pimenta jalapeño (torrada, descascada e picada)

1 colher de azeite

1 colher de chá de pimenta malagueta em pó

1 xícara de tomate picado (pode usar enlatado)

½ colher de chá de açafrão

1 colher de chá de cominho em pó

1 xícara de grão de bico, cozido

½ xícara de feijão preto, cozido

½ repolho verde picado

1 dúzia de rabanetes em fatias

1 xícara de cebolinha, cortada em fatias finas

1 limão cortado em 4 pedaços

coentro fresco picado para decoração

sal e pimenta do reino a gosto

Preparação:

Fritar a cebola no azeite de oliva por 1 minuto.

Adicionar o alho e refogar 30 segundos, mexendo.

Adicionar a pimenta, milho, pimenta jalapeño e as cenouras. Cozinhar por 30 segundos.

Adicionar o caldo, grão de bico e feijão preto.

Adicionar a cebolinha e cozinhar outros 20 minutos.

Temperar com sal e pimenta, a gosto.

Servir em uma tigela com o repolho cru ralado, limão, fatias de rabanete e folhas de coentro.

Pode adicionar o peito de frango cozido ou frutos do mar para aumentar a quantidade de proteína.

SOPA DE GENGIBRE E CENOURA

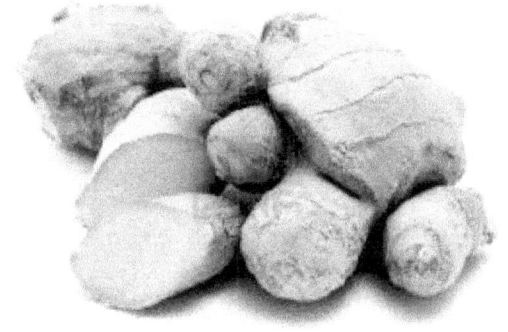

Ingredientes:

1 cebola picada

2 talos de aipo, picados

600 gramas de cenouras descascadas e picadas

1 colher de gengibre fresco ralado

4 xícaras de caldo de galinha ou vegetal

½ xícara de aveia

sal e pimenta do reino a gosto

1 colher de chá de raspas de casca de limão (opcional)

1 colher de azeite

Preparação:

Em uma panela, adicionar o azeite de oliva, cebola, aipo e cenouras. Tapar e cozinhar lentamente os legumes até ficarem macias (cerca de 15 minutos).

Adicionar o caldo, aveia, gengibre e raspas de limão (opcional). Deixar ferver em fogo baixo, mexendo ocasionalmente, até que as cenouras estejam macias (aproximadamente 20-25 minutos).

Deixar esfriar e bater no liquidificador.

Temperar com sal e pimenta, a gosto.

SOPA DE ERVILHAS COM ERVAS FRESCAS

Pode usar hortelã, estragão, manjericão ou uma combinação destas ervas para sua sopa, dependendo do sabor que você preferir.

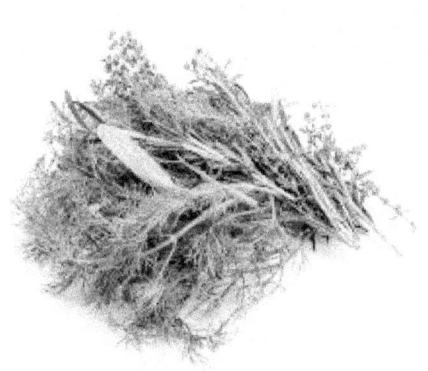

Ingredientes:

1 colher de azeite de oliva (você pode usar spray, se você preferir)

¼ de cebolinha (picada)

200 gramas de ervilhas orgânicas (pode ser congelado)

½ xícara de flocos de aveia

5 xícaras de caldo de galinha ou vegetal

sal e pimenta a gosto

2 colheres de menta fresca, estragão ou manjericão bem picado

menta fresca para decoração

Preparação:

Aquecer o azeite em uma panela em fogo baixo.

Adicionar a cebolinha e cozinhar até macia (1 minuto).

Adicionar as ervilhas, o caldo e aveia.

Deixar ferver e deixar ao fogo baixo.

Cozinhar 20 minutos ou até que a aveia seja absorvida.

Misturar em um liquidificador ou processador de alimentos.

Temperar com sal e pimenta, a gosto.

Incorporar a hortelã fresco (ou outra erva).

Decorar cada prato com um pouco de hortelã fresco.

SALADA DE REPOLHO

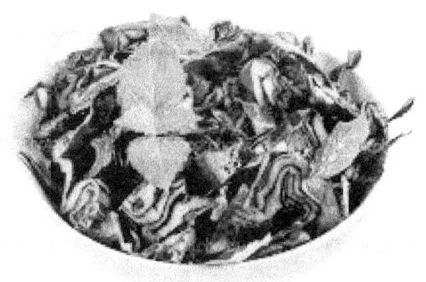

Ingredientes:

1 repolho vermelho (lavado, sem haste e cortado em cubos grandes)

¼ de colher de alho fresco picado

2 colheres de suco de limão natural

1 colher de chá de raspas de limão

1 colher de azeite

flocos de pimenta vermelha a gosto

sal marinho a gosto

2 colheres de queijo de soja, arroz ou parmesão

1 colher de chá de sementes de linhaça

2 colheres de migalhas de pão ou uma de nozes picadas

Preparação:

Colocar o repolho já lavado em uma tigela.

Misturar com o resto dos ingredientes.

Deixar repousar por 5 minutos.

Servir.

SOPA CREMOSA DE TOMATE COM MANJERICÃO FRESCO

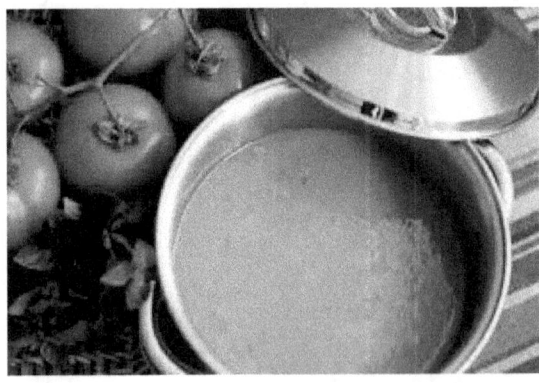

Ingredientes:

2 latas de extrato de tomates orgânicos

7 xícaras de caldo de galinha ou vegetal

1 xícara de flocos de aveia

2 colheres de alho picado

1 cebola pequena picada

1 xícara de cenoura descascada e picada

¾ xícara de aipo, descascado e picado

1 colher de chá de manjericão seco

2 folhas de manjericão fresco

¾ colher de chá de sal marina

½ colher de chá de pimenta do reino

spray de cozinha

manjericão fresco para decoração

Preparação:

Pulverizar uma panela de sopa com spray de cozinha.

Refogar o alho e a cebola até que estejam transparentes.

Adicionar os ingredientes restantes.

Deixar ferver e deixar ao fogo baixo.

Cozinhar por 25 minutos.

Retirar do fogo e deixar esfriar.

Misturar em um liquidificador ou processador de alimentos.

Aquecer e colocar nos pratos.

Decorar com manjericão fresco.

SOPA DE LENTILHAS E PIMENTO VERMELHO

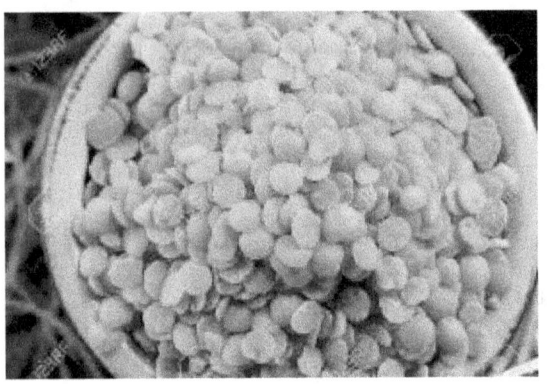

Ingredientes:

1 colher de azeite

1 colher de alho fresco picado

1 cebola picada

¾ de xícara de aipo, descascado e picado

¾ de xícara de cenoura descascada e picada

450 gramas de lentilhas laranja

2 pimentos vermelhos (assados, descascados e amassados)

10 xícaras de caldo de galinha ou vegetal

sal e pimenta do reino a gosto

Preparação:

Aquecer o azeite em uma panela em fogo baixo.

Adicionar a cebola e refogar.

Adicionar o alho e refogar por 30 segundos, mexendo.

Adicionar o aipo, cenouras, lentilhas, caldo e purê de pimento vermelho.

Cozinhar por 20 minutos.

Temperar com sal marinho e pimenta, a gosto.

SALADA AMARELA E VERMELHA

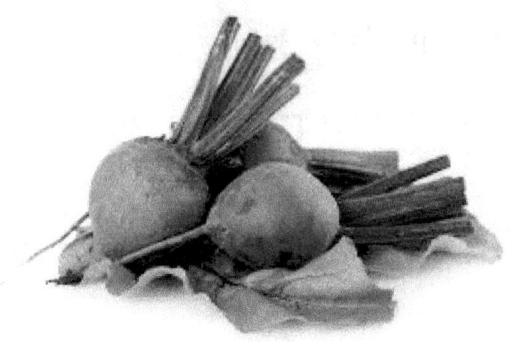

Ingredientes:

1 beterraba amarela (cozida no vapor, descascada e cortada em fatias finas)

1 beterraba vermelha (cozida no vapor, descascada e cortada em fatias finas)

10 framboesas

10 tomates cereja (lavados e cortados)

1 pimento amarelo em cubos

30 gramas de alface ou espinafre

Preparação:

Colocar todos os ingredientes em uma tigela, exceto as folhas.

Misturar com 2 colheres de molho vinagrete de framboesa.

Colocar 1 colher de chá de molho no fundo do prato.

Colocar ¼ da alface por cima.

Colocar ¼ da mistura de legumes por cima.

Decorar com algumas bagas de gogi e sementes de girassol (opcional).

SALADA FESTIVAL
Ingredientes:

½ repolho verde picado

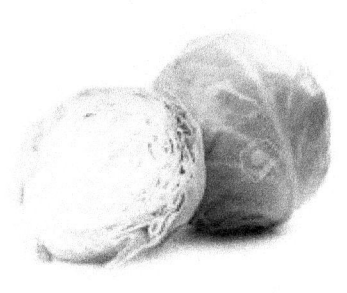

2 tomates picados

1 xícara de cebolinha, cortada em fatias finas

1 xícaras de florzinha de brócolis (cozido no vapor por 2 minutos)

Preparação:

Preparar todos os ingredientes de acordo com as especificações acima.

Misturar em uma tigela com seu molho favorito, baixo em gordura.

SOPA DE ABÓBORA

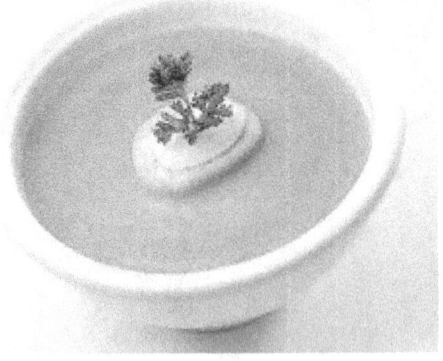

Você pode adicionar uma colher de curry para ficar mais indiano.

Ingredientes:

1 abóbora grande (em pedaços grandes, sem pele nem sementes)

1 cebola picada

2 talos de aipo, picados

2 cenouras descascadas e picadas

1 batata descascada e picada

6 xícaras de caldo de galinha ou vegetal

1 colher de azeite

1 colher de endro fresco picado

sal marinho e pimenta do reino a gosto

Preparação:

Aquecer o azeite em uma panela em fogo baixo. Adicionar todos os legumes exceto as batatas e tampar.

Deixar cozinhar por cerca de 15 minutos em fogo baixo.

Adicionar o caldo e a batata.

Cozinhar por mais 20 minutos ou até que os legumes estejam macios.

Misturar em um liquidificador ou processador de alimentos.

Temperar com sal e pimenta, a gosto.

Adicionar o endro.

Decorar com um raminho de endro fresco quando servir.

PETISCOS

TORTITAS COM ESPECIARIAS

Misturar as tortitas: de milho, integral, etc.... as que achar. Misturar com seus temperos favoritos. Pode usar molho de tomate assado ou molho guacamole (ao gosto)

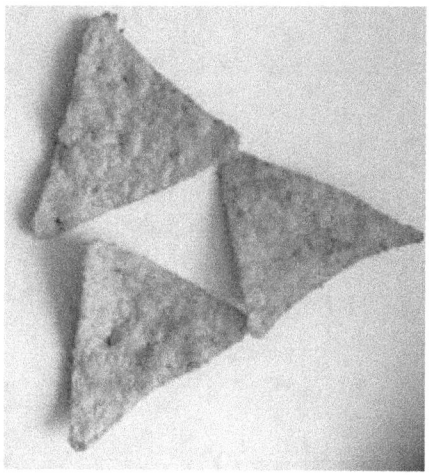

Ingredientes:

300 gramas de chips de tortita em triângulos

½ colher de chá de cominho em pó

¼ colher de chá de alho em pó

½ colher de chá de pimenta malagueta em pó

1/8 colher de chá de pimenta de caiena (opcional)

¼ colher de chá de sal marina

1 colher de chá de raspas de casca de limão (opcional)

spray de cozinha

Preparação:

Colocar as tortitas em uma tigela.

Misturar com o resto dos ingredientes.

Colocar em uma forma de forno pulverizada com óleo.

Levar ao forno a 180°C por 15-20 minutos, até dourar.

HAMBÚRGUER DE PERU
Ingredientes:

400 gramas de carne de peru triturada

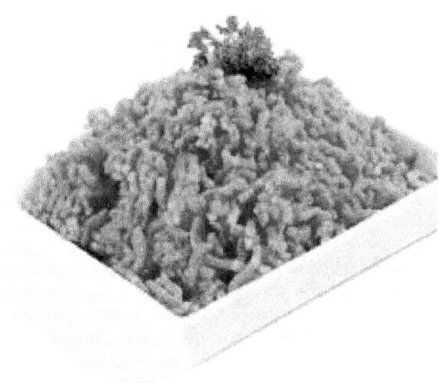

3 colheres de ketchup

1 colher de molho de soja

½ colher de chá de alho em pó

½ colher de cebola em pó

pimenta do reino a gosto

Preparação:

Misturar todos os ingredientes em uma tigela grande.

Fazer 4 hambúrgueres.

Refogar em uma panela com azeite, cozendo a fogo baixo e terminar de cozinhar no forno.

Servir com alface, tomate e cebola.

SOJA COM CEBOLINHA E ALHO-PORÓ
Ingredientes:

400 gramas de soja descascada (já cozida)

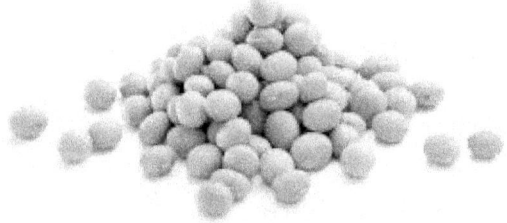

1 colher de cebolinha picada

½ xícara de alho-poró, lavado e picado

1 colher de azeite extra virgem

sal e pimenta do reino a gosto

Preparação:

Aquecer o azeite em uma panela em fogo baixo.

Adicionar a cebolinha e o alho-poró.

Refogar por 1 minuto.

Adicionar a soja.

Cozinhar até aquecida, cerca de 2 minutos.

Temperar com sal e pimenta, a gosto.

SALMÃO FUMADO

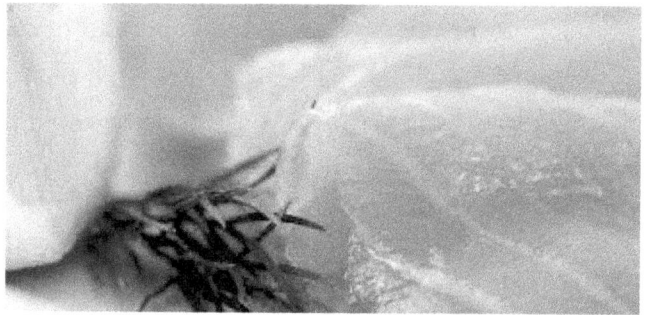

Ingredientes:

170 gramas de salmão fumado

1 tomate em fatias

1 cebola em fatias

alcaparras

Preparação:

Colocar o salmão fumado em seu prato favorito.

Colocar o tomate, cebola e alcaparras em um lado do prato.

Servir com suas crackers favoritas ou torrada integral.

PRATO DE PERU, CEBOLA DOCE E BRÓCOLIS
Ingredientes:

1 xícaras de florzinha de brócolis (cozido no vapor por 2 minutos)

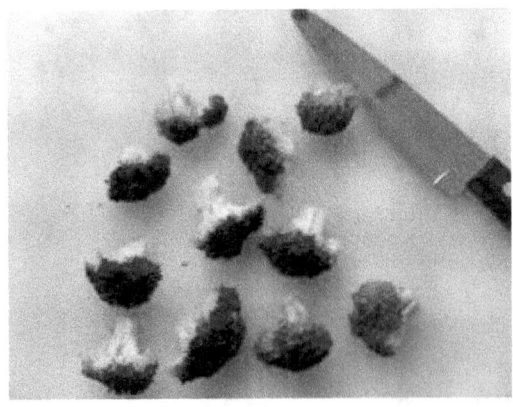

1 xícara de linguiça de peru, refogada

½ xícara de cebola em cubos, refogada

2 ½ xícaras de ovo cozido (somente a parte branca)

sal marinho a gosto

pimenta do reino a gosto

Preparação:

Colocar os ingredientes em uma tigela e misturar

Pulverizar uma pequena bandeja com óleo de oliva ou canola.

Levar ao forno a 180°C até que esteja firme, pelo menos 20 minutos.

MOLHO DE ESPINAFRE E ALCACHOFRA
Ingredientes:

400 gramas de espinafres frescos

1 lata de corações de alcachofra

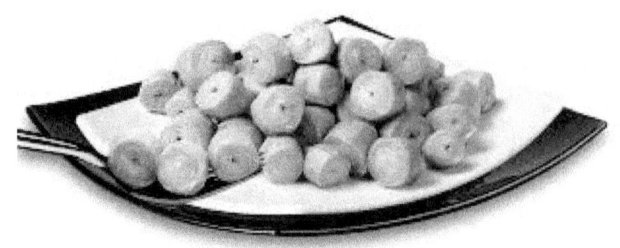

½ xícara de iogurte grego, baixo em gordura ou maionese de soja

¼ de xícara de queijo de soja

¼ xícara de queijo parmesão ralado

1 colher de alho picado

sal e pimenta do reino a gosto

spray de azeite

Preparação:

Cozinhar o espinafre ao vapor, durante 1 minuto.

Escorrer bem (apertar com as mãos, se necessário).

Em uma frigideira pequena pulverizada com spray de óleo de oliva, fritar o alho por alguns segundos.

Colocar e bater todos os ingredientes no liquidificador.

Temperar com sal marino e pimenta, a gosto.

Aquecer e servir com panquecas, suas bolachas salgadas favoritas ou pão pita integral.

BOLINHO DE CARANGUEJO

Se pode servir com molho de abacate fresco feito em casa ou comprado.

Ingredientes:

400 gramas de carne de caranguejo

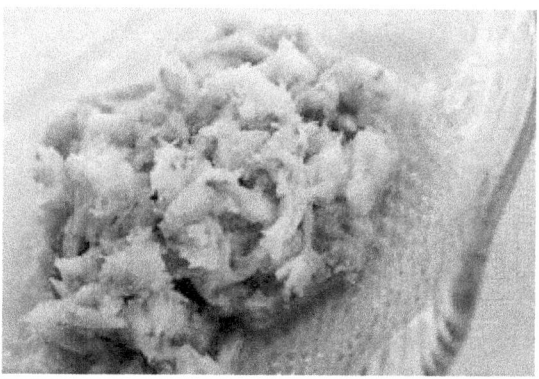

1 colher de cebolinha picada

3 colheres de pimento vermelho e amarelo picados

½ xícara de substituto de ovo

1 xícara de iogurte sem gordura ou baixo em gordura

sal marinho e pimenta do reino a gosto

Preparação:

Misturar todos os ingredientes em uma tigela grande.

Polvilhar com farinha de milho fina.

Refogar em várias partes, em fogo baixo.

Servir com seu molho favorito.

SALMÃO FUMADO COM CREME DE QUEIJO
Ingredientes:

400 gramas de salmão fumado

100 gramas de queijo cremoso baixo em gordura ou queijo de cabra.

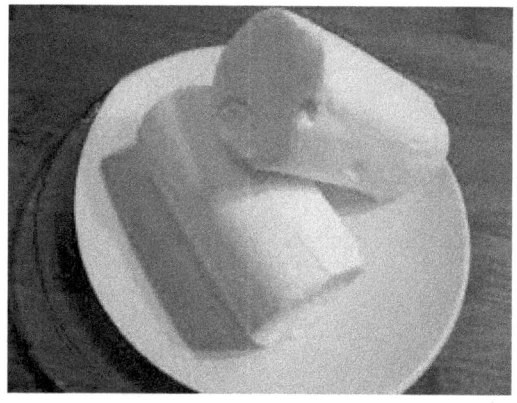

1 colher de chá de endro fresco, picado

1 colher de chá de cebolinha fresca, picada

1 colher de alcaparras

1 pacote de suas bolachas salgadas ou batatas fritas favoritas

Preparação:

Pode bater o creme de queijo no liquidificador e adicionar as ervas ou simplesmente adicionar as ervas picadas no creme de queijo com uma colher de madeira. Você pode servir imediatamente ou deixar na geladeira até usar. (o mesmo sistema para qualquer tipo de queijo)

Colocar o salmão fumado em seu prato favorito.

Colocar o queijo de cabra ou o creme de queijo em um lado do prato.

Adicionar as alcaparras ao queijo.

Colocar as bolachas crackers ou batatas chip no lado.

ESPETOS DE FRANGO ORIENTAL

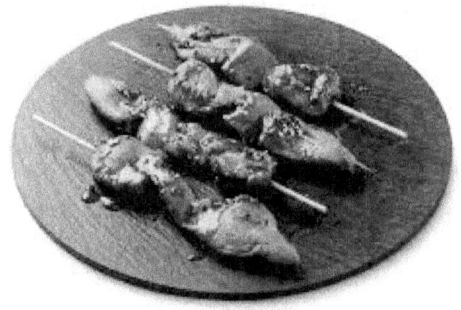

Ingredientes:

¾ de xícara de iogurte sem gordura ou baixo em gordura

600 gramas de peito de frango, cortadas em cubos grandes

2 colheres de chá de hortelã fresco

2 fios de açafrão, hidratado em água quente por 15 minutos (não fervendo)

¼ de colher de chá de alho em pó

1 colher de alho fresco picado

1 colher de cebolinha picada

sal marinho a gosto

Preparação:

Misturar todos os temperos com o iogurte.

Marinar o frango na noite anterior.

Colocar o frango no espeto e deixar na grelha até cozinhar.

Servir com húmus (patê à base de grão-de-bico cozido e tahine) e pão pita.

CAFÉ DA MANHÃ

PICADINHO DE INHAME

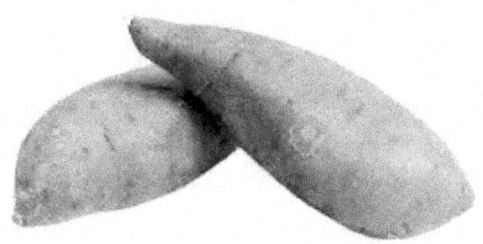

Ingredientes:

½ cebola picada

½ pimento vermelho, picado

½ pimento verde, picado

2 inhames médios picados

1 colher de azeite

sal e pimenta do reino a gosto

Preparação:

Refogar a cebola e os pimentos em óleo de oliva.

Adicionar o inhame.

Refogar por 2 minutos.

Colocar no forno a 180°C por cerca de 20-25 minutos.

Temperar com sal e pimenta, a gosto.

PANQUECAS DE AVEIA, MIRTILOS E NOZES

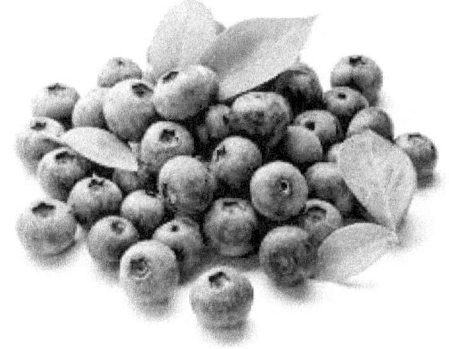

Ingredientes:

1 ½ xícara de flocos de aveia

½ xícara de farinha de aveia

½ xícara de farinha de trigo integral

1 colher de fermento em pó

1 colher de agave ou açúcar de cana natural (opcional)

2 xícaras de leite de amêndoas, leite de soja ou leite de arroz

½ xícara de claras de ovo

1 colher de extrato de baunilha

¼ de xícara de iogurte, purê de maçã ou azeite de oliva

1 colher de chá de raspas de laranja

½ colher de chá de canela

1 colher de chá de sal marinho

½ xícara de mirtilos frescos ou congelados

½ xícara de nozes picadas

óleo de canola pulverizado

Preparação:

Peneirar os ingredientes secos (exceto mirtilos e nozes).

Misturar os ingredientes úmidos (exceto as raspas de laranja e extrato de baunilha).

Combinar os ingredientes úmidos com os secos e mexer até que fiquem sem grumos.

Colocar as raspas de laranja e extrato de baunilha.

Adicionar as nozes picadas.

Em uma frigideira ou em uma panela grande com spray de azeite, colocar uma concha da massa. Adicionar alguns mirtilos. Quando tiver bolhas, virar a panqueca e cozinhar outros 2 minutos.

Pode colocar as panquecas em uma forma, cobrir com papel alumínio e reservar no forno a 80ºC até servir.

Servir com calda de baunilha.

MEXIDO DE OVOS COM TOMATE E MANJERICÃO FRESCO

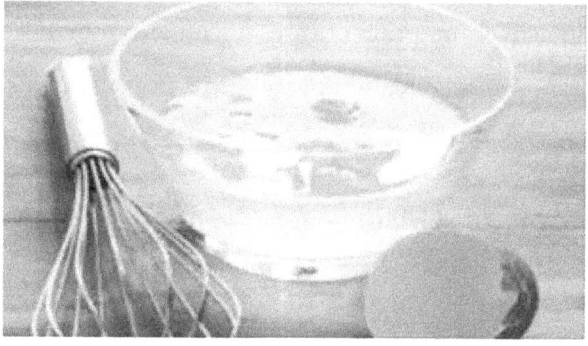

Ingredientes:

8 claras de ovo

1 tomate grande picado

2 folhas de manjericão fresco

1 colher de azeite

pimenta do reino a gosto

sal marinho a gosto

¼ xícara de queijo parmesão ralado (opcional)

Preparação:

Aquecer o azeite em uma frigideira em fogo baixo.

Adicionar as claras e retirar com uma espátula de madeira.

Quando estiver um pouco firme, adicionar o tomate e o manjericão, em seguida temperar com a pimenta e sal marinho.

Retirar do fogo, polvilhar com queijo parmesão ralado e servir.

PANQUECAS DE TRIGO SEM GLÚTEN E MIRTILOS

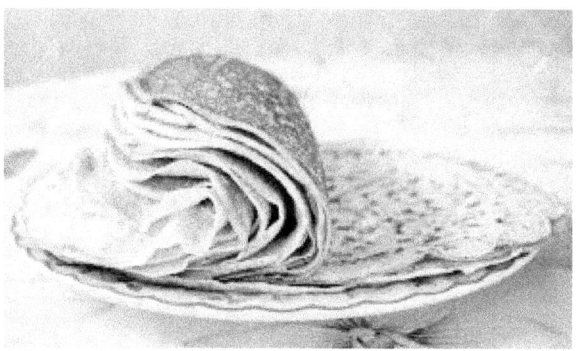

Ingredientes:

1 xícara de farinha integral

¼ colher de chá de bicarbonato de sódio

2/3 de colher de chá de fermento em pó

1 colher de agave ou xarope de bordo

½ colher de chá de canela

1 ¼ xícaras de leite de soja, coco ou arroz

1 colher de óleo de canola

sal marinho

2 claras de ovo

1 colher de chá de raspas de laranja

2 colheres de chá de extrato de baunilha

1 xícara de mirtilos (pode ser substituído por banana)

óleo de canola pulverizado

Preparação:

Peneirar os ingredientes secos.

Misturar os ingredientes úmidos.

Combinar os molhados com os secos e mexer até que fiquem sem grumos.

Pulverizar com óleo uma frigideira grande ou forma de panquecas.

Usando uma concha, colocar a massa na frigideira quente.

Quando se formar as bolhas na parte superior, adicionar alguns mirtilos ou pedaços de banana. Virar com uma espátula de madeira. Cozinhar por 1 minuto.

Servir com xarope de bordo.

WAFFLES DE INHAME COM SEMENTES DE LINHO E NOZES

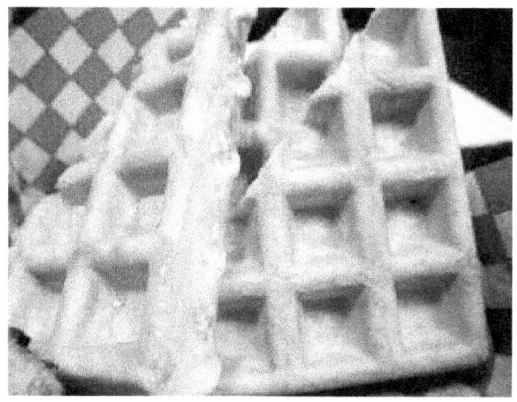

Ingredientes:

1 xícara de purê de inhame

½ xícara de nozes picadas

½ xícara de sementes de linho

½ xícara de farinha de trigo integral ou aveia

1 colher de fermento em pó

1 colher de chá de sal marinha

2 claras de ovo

75 gramas de clara de ovo em pó

¼ xícara de azeite ou purê de maçã

¼ colher de chá de canela

1 xícara de leite de soja sabor baunilha

1 colher de chá de extrato de baunilha

1 colher de chá de raspas de limão

Preparação:

Colocar todos os ingredientes secos em uma tigela.

Misturar o ovo, leite de soja, purê de maçã ou azeite em uma tigela.

Combinar os ingredientes úmidos com os secos e reservar.

Bater as claras de ovo em uma batedeira a ponto de neve.

Incorporar as claras de ovo na massa.

Colocar uma concha de massa em uma forma de waffles pulverizada com spray de cozinha e cozinhar pelo tempo que precisar. (A máquina elétrica de waffles avisa automaticamente quando está pronto).

Servir os waffles com xarope de maple, doce light ou açúcar de cana.

COOKIES DE GRANOLA COM LINHO, NOZES E MIRTILOS

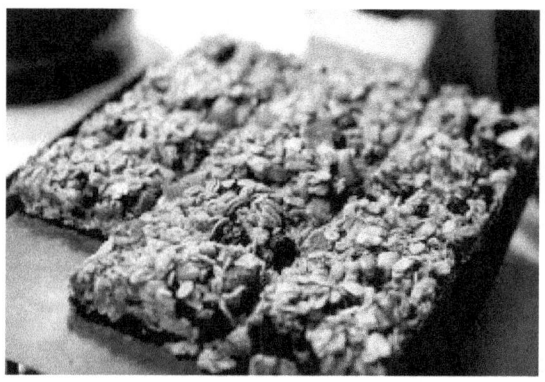

Ingredientes:

2 xícaras de flocos finos de aveia

¼ de xícara de farinha de aveia

1 xícara de xarope de maple

1 colher de raspas de laranja

1 colher de chá de extrato de baunilha

½ colher de chá de canela

½ xícara de mirtilos secos

¼ xícara de nozes picadas

1 colher de sementes de linho

2 colheres de agave ou açúcar de cana natural (opcional)

óleo de canola pulverizado

Preparação:

Pré-aquecer o forno a 180°C. Pulverizar uma forma para assar com spray de óleo de canola.

Misturar a farinha de aveia, flocos de aveia, maple, raspas de laranja e canela em uma tigela grande. Amassar, fazer os biscoitos e assar por 15 minutos.

Virar com uma espátula e continuar cozinhando por 15 minutos. Colocar em um prato para esfriar.

Colocar em cima de cada um mirtilos, nozes, linho e açúcar.

São preservados em um recipiente hermético por 3 semanas.

PRATOS PRINCIPAIS

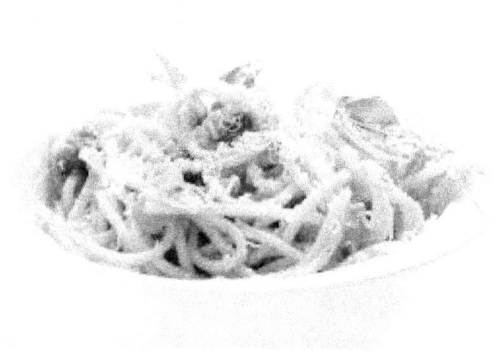

ESPAGUETE COM TOMATE E MANJERICÃO

Você pode usar o espaguete de legumes ou seu favorito. É delicioso com molho bolonhesa, marinara, tomate ou simplesmente com a salsinha, tomate e pimenta.

Ingredientes:

1 pacote de espaguete

2 tomates picados (descascados e sem sementes)

1 colher de alho fresco picado

1 colher de azeite

2 colheres de manjericão fresco picado

sal e pimenta do reino a gosto

pimenta vermelha a gosto (opcional)

Preparar o espaguete:

Colocar o espaguete em uma panela com água fervente e sal (não colocar óleo). Cozinhar até que estejam ao dente. (Tenha cuidado para não cozinhar demais)

Reservar.

Preparar o molho de tomate com manjericão:

Aquecer o azeite em uma panela.

Aquecer ligeiramente.

Adicionar o alho e refogar 30 segundos, mexendo.

Adicionar o tomate e refogar 30 segundos, mexendo.

Retirar do fogo.

Adicionar o manjericão.

Temperar.

Para o acabamento:

Pulverizar spray de azeite em uma frigideira ou ½ colher de azeite de oliva.

Misturar o espaguete até que esteja quente.

Colocar em um prato e servir com o molho de tomate e manjericão.

TORTA SUÍÇA DE ACELGAS EM CROSTA DE QUINOA

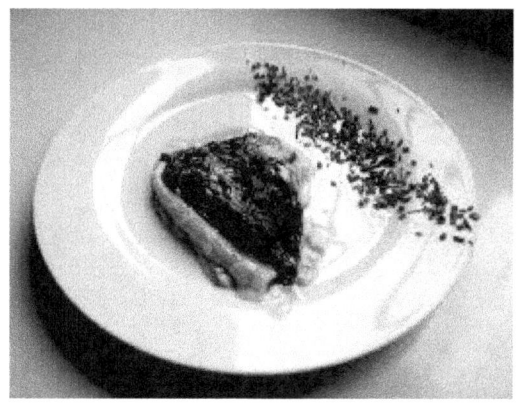

Ingredientes:

2 xícaras de quinoa vermelha cozida

1 ramo de acelgas (limpa e cortada)

1 cebola média picada

2 colheres de alho fresco picado

2 colheres de cebolinha picada

¼ xícara de claras de ovo

1 colher de flocos de levedura

2 colheres de queijo de soja, arroz ou mussarela light

2 colheres de azeite

sal marinho e pimenta do reino a gosto

Preparação:

Aquecer o azeite em uma panela em fogo baixo.

Adicionar a cebola e cozinhar até que esteja macia (1-2 minutos).

Adicionar a cebolinha e refogar 1 minuto, mexendo.

Adicionar o alho e refogar 30 segundos, mexendo.

Adicionar a acelga.

Cozinhar até que estejam macias, pelo menos 5 minutos.

Colocar em uma tigela.

Temperar com sal marino e pimenta, a gosto.

Adicionar os ingredientes restantes.

Pulverizar uma forma pequena com azeite de oliva.

Fazer uma crosta com a quinoa, como uma concha e levar ao forno a 180°C por 15 minutos.

Adicionar o recheio de acelga e cozer mais 30 minutos.

TORTA DE FRANGO E PERU

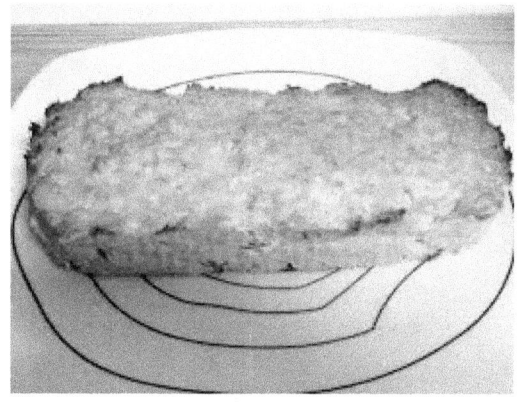

Ingredientes:

400 gramas de peito de peru

spray de azeite ou 1 colher de azeite de oliva

400 gramas de peito de frango

1 cebola cortada em juliana

2 cenouras cortadas em juliana

½ xícara de claras de ovo

¾ xícara de ketchup

¼ xícara de molho de soja (baixa em sódio)

1 colher de tempero para frango

1 colher de tomilho fresco picado

1 colher de alho em pó

1 colher de cebola em pó

¾ xícara de flocos de aveia

sal marinho a gosto

pimenta do reino a gosto

¼ xícara de ketchup orgânico ou molho marinara

Preparação:

Fritar a cebola em uma frigideira com azeite ou spray por 5 minutos ou até que esteja macia.

Adicionar as cenouras, refogar 1 minuto e retirar do fogo.

Colocar os outros ingredientes em uma tigela.

Adicionar a cebola.

Misturar bem.

Colocar a mistura em uma forma forrada com papel de forno.

Cobrir com o ketchup.

Fazer porções com uma faca, marcando a massa.

Cozinhar no forno a 180°C por 1 hora.

ENROLADO DE PERU, TOMATE E ABACATE
Ingredientes:

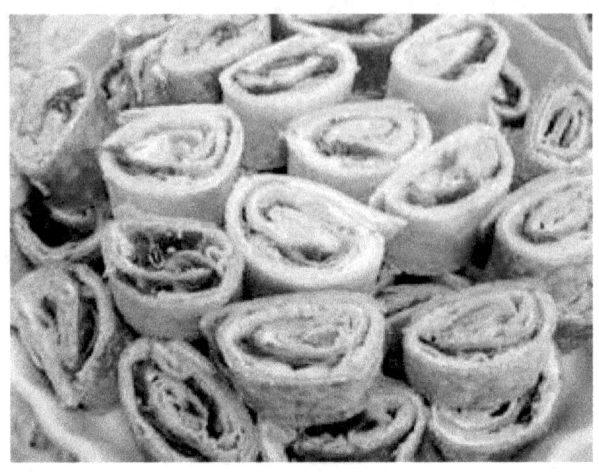

100 gramas de peru assado em fatias (pode ser de várias espessuras, de acordo com seu gosto)

½ abacate em cubos

3 tomates picados

¼ de xícara de alface ou espinafre picada

2 colheres de mostarda, ou o seu molho favorito

Preparação:

Colocar cada fatia de peru em um prato, colocar a mostarda e, em seguida, uma camada de abacate, tomate e alface (dividido entre as fatias).

Enrolar e cortar ao meio para facilitar o consumo.

PEIXE BRANCO COM TOMATE E MANJERICÃO

Ingredientes:

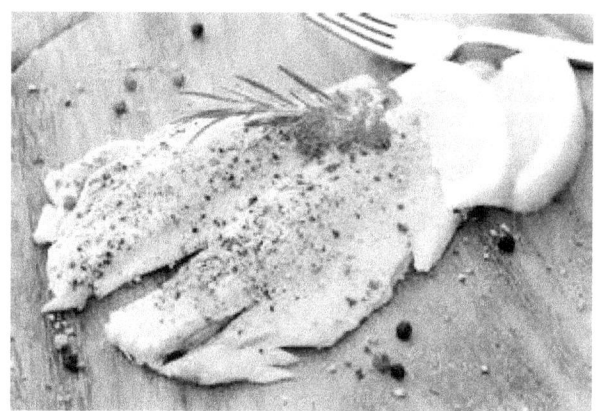

4 filetes de peixe branco, de aproximadamente 100 gramas cada

Páprica doce a gosto

sal e pimenta do reino a gosto

spray de azeite

Preparação:

Colocar os filetes de peixe em uma forma pulverizada com spray de azeite.

Pulverizar levemente em cima do peixe com o azeite de oliva em aerossol.

Temperar cada filete com sal, pimenta do reino e páprica.

Colocar no forno e assar até que esteja ligeiramente crocante e dourado (sem secar).

Servir com o tomate com manjericão (veja abaixo).

Tomate com manjericão:

2 tomates em cubos (de preferência orgânicos)

1 colher de alho fresco picado

½ colher de azeite

1 colher de manjericão fresco picado

sal e pimenta do reino a gosto

Misturar todos os ingredientes.

PERU ASSADO

Servir com Molho 3 Ervas (veja receita na seção sobre Molhos).

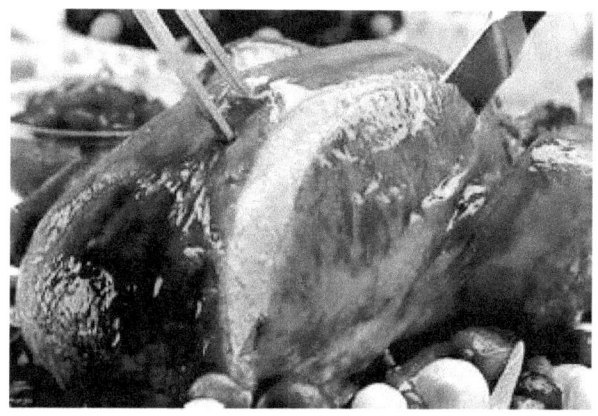

Ingredientes:

1 receita de salmoura de peru (veja abaixo)

1 peru de cerca de 7 kg

2 colheres de azeite

2 colheres de tomilho fresco

2 colheres de sálvia fresco

2 chalotas (raladas)

pimenta do reino a gosto

Preparação:

Colocar o peru em uma forma de forno (após a salmoura; veja abaixo)).

Colocar as chalotas raladas no peru.

Esfregar o peru com azeite e polvilhar com especiarias.

Levar ao forno a 200°C por 1 hora, virando pelo menos 3 vezes (a cada 20 minutos).

Baixar a temperatura do forno a 180°C e continuar assando por cerca de 3 horas. Virar com frequência.

Quando terminar o tempo programado, retirar o peru do forno e deixar descansar uns 15 minutos antes de cortá-lo.

Salmoura:

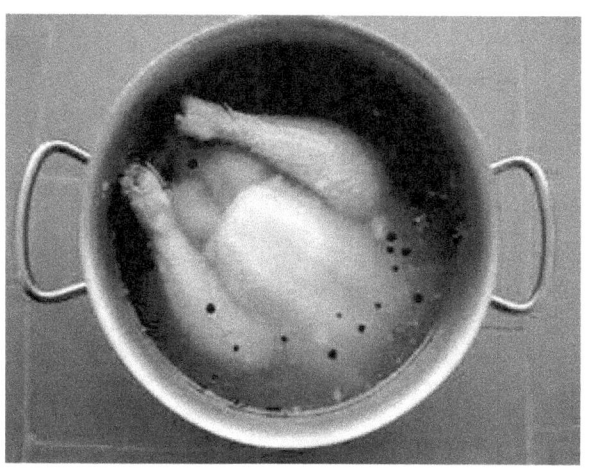

9 litros de água fria

2 xícaras de sal marinho grosso

2 folhas de louro

½ xícara de pimenta do reino em grão

8 dentes de alho

2 chalotas (raladas)

8 folhas de sálvia

1 colher de tempero para frango

1 raminho de tomilho fresco

Preparação:

Misturar todos os ingredientes em uma tigela grande.

Lavar o peru por fora, retirar os miúdos e o pescoço e lavar por dentro também.

Colocar o peru na salmoura, tampar e deixar marinar por 24 horas.

Enxaguar bem o peru.

PAELHA DE QUINOA COM TOMATE E MANJERICÃO

Não hesite em substituir os frutos do mar com frango ou comer só os vegetais e não os frutos do mar.

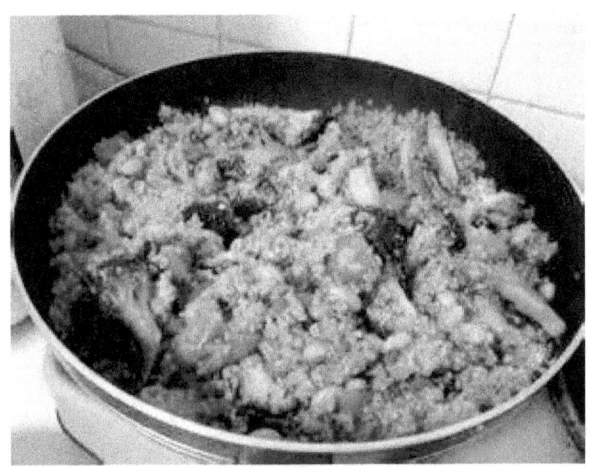

Ingredientes:

Frutos do mar:

200 gramas de camarões médios; sem pele e sem veias

200 gramas de vieiras do mar (dividas pela metade longitudinalmente)

2 caudas de lagosta

Misturar os frutos do mar com os seguintes ingredientes e deixar descansar na geladeira durante 1 hora.

1 colher de raspas de limão

1 colher de salsinha italiana

1 colher de cebolinha picada

1 colher de azeite

sal e pimenta do reino a gosto

Pilaf de quinoa:

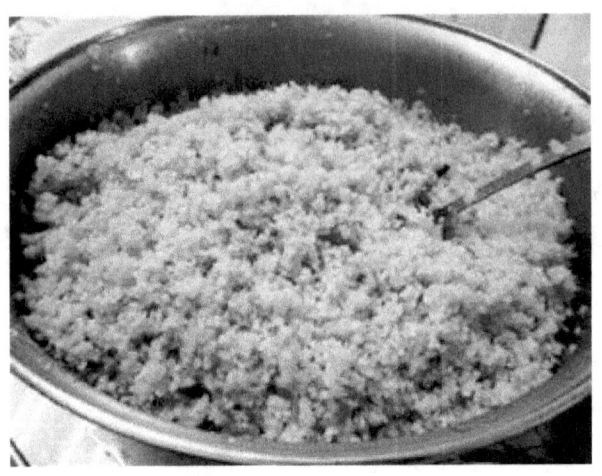

1 xícara de quinoa

2 xícaras de caldo de galinha, vegetal ou agua

3 fios de açafrão

2 talos de aipo, picados

1 alho-poró médio lavado e picado

1 colher de cebolinha picada

1 colher de alho fresco picado

1 cebola pequena picada

1 colher de azeite

¼ de xícara de ervilhas

¼ xícara de cebolinha picada

Preparação:

Em uma frigideira, aquecer o azeite.

Fritar a cebola e cebolinha por 1 minuto.

Adicionar o alho e alho-poró, e refogar 15 segundos, mexendo.

Adicionar a quinoa.

Adicionar o caldo e açafrão.

Temperar com pimenta do reino

Cobrir e deixar ferver.

Baixar o fogo e cozinhar outros 15-20 minutos.

Desligar o fogo.

Adicionar as ervilhas e cebolinha.

Cobrir e deixar repousar por 5 minutos. Misturar com uma espátula de madeira.

Cozinhar os mariscos, separadamente em 3 frigideiras diferentes ou sobre uma forma (lagosta apenas 4 minutos e camarão uns 5 minutos) ... você pode grelhar as caudas de lagosta, se preferir.

Tomate com manjericão:

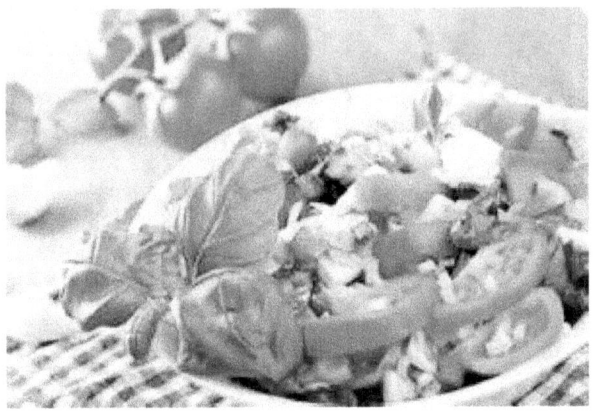

3 tomates grandes

1 colher de alho fresco picado

1 colher de manjericão fresco

sal e pimenta do reino a gosto

Preparação:

Fazer um x na parte inferior dos tomates com uma faca.

Colocar os tomates em uma panela com água fervente por 30 segundos e, em seguida, em uma tigela com água fria.

Retirar a pele, cortar ao meio e retirar as sementes.

Cortar os tomates em cubos e colocar em uma tigela.

Adicionar o alho e manjericão.

Temperar com sal e pimenta, a gosto.

Se pode esquentar em uma panela ou micro-ondas para usar.

Montar o prato:

Colocar o tomate com manjericão quente no fundo do prato.

Colocar uns 100 gramas de pilaf de quinoa no centro do prato.

Colocar a lagosta (sem casca) no topo.

Colocar 3 camarões e 3 vieiras em torno da lagosta.

Decorar com espargos (opcional).

LENTILHAS E BATATA-DOCE ASSADA
Ingredientes:

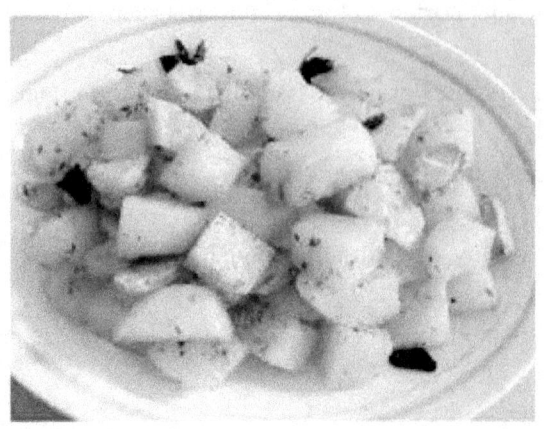

1 colher de azeite

½ xícara de chalota picada

½ xícara de cebola picada

1 xícara de lentilhas cozidas

1 xícara de inhame, cozido e triturado

½ xícara de amêndoas picadas

¾ xícara de flocos de aveia ou quinoa

½ xícara de claras de ovo cozidas

sal e pimenta do reino a gosto

1 colher de chá de açafrão (cúrcuma)

1 colher de tomilho fresco picado

2 colheres de chá de sálvia picada

1 colher de salsinha picada

2 colheres de mostarda

Preparação:

Refogar a cebola e a chalota em azeite de oliva.

Retirar do fogo.

Colocar os outros ingredientes em uma tigela e misturar

Adicionar a cebola.

Misturar com uma espátula de madeira ou com as mãos.

Colocar em uma forma antiaderente ou em uma bandeja com papel de forno e spray com azeite.

Cozinhar no forno a 180°C por cerca de 30-50 minutos.

Servir com mostarda ou purê de abóbora.

TORTA DE CEBOLA E TOMATE EM CROSTA DE CEBOLINHA

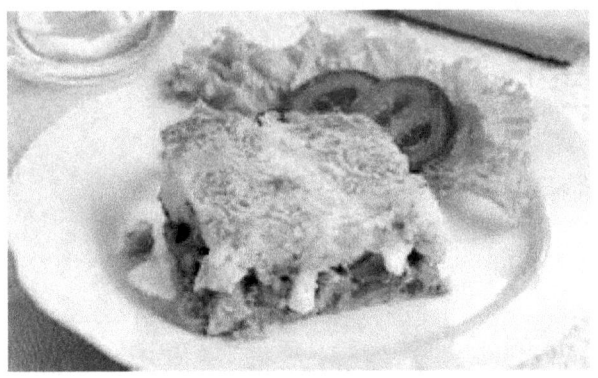

Ingredientes:

Pré-cozinhar a crosta (veja abaixo)

1 colher de azeite

1 latinha de molho para pizza

1 cebola cortada em juliana

1 alho-poró, cortado em juliana

1 cebola roxa cortada em juliana

1 colher de alho fresco picado

1 xícara de queijo mussarela de soja, ralado ou esmagado

3 tomates grandes em fatias

Preparação:

Aquecer o azeite em uma panela em fogo baixo.

Adicionar a cebola e cozinhar até que esteja macia (1-2 minutos).

Adicionar o alho e alho-poró. Refogar por 1 minuto.

Retirar da frigideira e reservar.

Colocar o molho no fundo da crosta pré-cozinhada.

Adicionar a metade do queijo.

Espalhar a mistura de cebola.

Cobrir com fatias de tomate.

Polvilhar com o queijo restante.

Cozinhar no forno a 180°C por cerca de 20 minutos.

Massa da torta:

2 xícaras de farinha orgânica integral (pode usar de trigo ou sua favorita)

½ colher de chá de sal marinho

1 colher de chá de pimenta do reino

1 colher de cebolinha fresca, picada

6 colheres de azeite

3 colheres de água fria

2 colheres de vinagre balsâmico

Preparação:

Misturar a farinha, sal e pimenta na tigela de um processador de alimentos ou em um misturador fornecido de um gancho para massa.

Adicionar o azeite e misturar.

Adicionar o água e vinagre, misturar até a massa fazer uma bola.

Retirar e amassar em um tabuleiro levemente enfarinhado durante 4 minutos.

Fazer uma bola.

Cobrir com filme plástico.

Deixar na geladeira pelo menos 1 hora.

Deixar em temperatura ambiente antes de esticar.

Esticar a massa sobre uma superfície enfarinhada.

Colocar em uma forma.

Cozinhar no forno a 180°C por cerca de 15 minutos.

SANDUÍCHE DE BANANA E MANTEIGA DE AMÊNDOAS

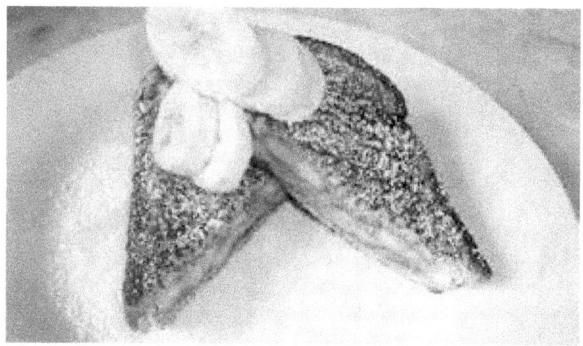

Ingredientes:

100 gramas de manteiga de amêndoas

1 banana média em rodelas

2 fatias de pão integral, de preferência de grãos germinados

Preparação:

Espalhar a manteiga de amêndoas nas fatias de pão.

Colocar rodelas de banana na metade das fatias e cobrir com as outras fatias de pão.

FRITTATA DE BRÓCOLIS E QUEIJO CHEDDAR

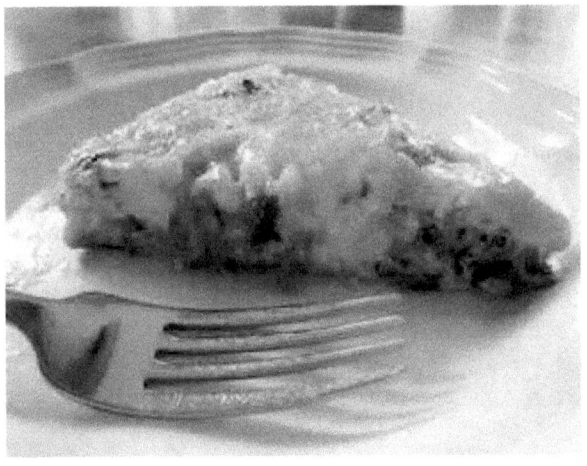

Ingredientes:

1 xícara de brócolis (cozido no vapor por 2 minutos)

½ xícara de queijo cheddar, baixo em gordura ou queijo de soja

2 colheres de queijo parmesão ralado

2 xícaras de claras de ovo cozidas

sal marinho a gosto

pimenta do reino a gosto

spray de azeite

Preparação:

Misturar todos os ingredientes em uma tigela.

Pulverizar levemente uma forma de forno com o azeite em aerossol e colocar a mistura.

Cozinhar no forno a 180°C por cerca de 35-45 minutos.

OMELETE DE BRÓCOLIS

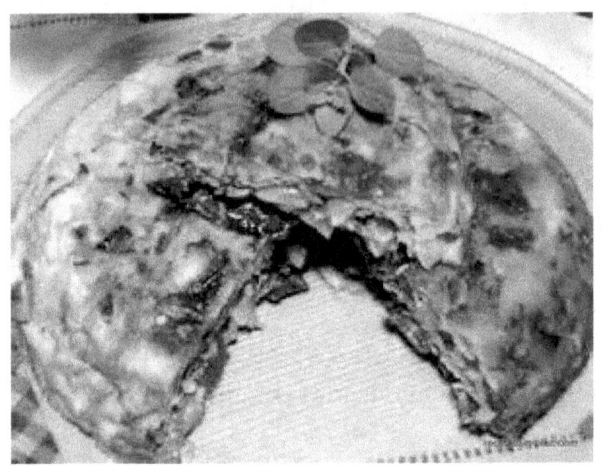

Ingredientes:

1 colher de azeite

1 cebola cortada em tiras

1 xícara de cogumelos picados

400 gramas de brócolis, cozidos no vapor por 2 minutos

2 xícaras de claras de ovo cozidas

1 xícara de queijo parmesão de soja

1 colher de salsinha italiana picada

1 colher de cebolinha fresca, picada

sal marinho a gosto

pimenta do reino a gosto

Preparação:

Fritar a cebola na metade do azeite de oliva por 3 minutos.

Adicionar os cogumelos e refogar por uns 2 minutos, mexendo (até que os cogumelos estejam macios).

Colocar as claras de ovo em uma tigela. Temperar com sal e pimenta, cebolinha e salsinha, a gosto.

Adicionar ¾ do queijo parmesão de soja.

Adicionar os brócolis, cozidos no vapor e frios.

Aquecer o azeite restante em uma frigideira.

Despejar a mistura de ovo, em fogo baixo, polvilhar com o queijo restante, tampar e cozinhar por 3 minutos, até que a omelete estiver cozida e firme ou ao seu gosto.

Cortar em 4 fatias e servir com molho picante como Tabasco ou outro.

PANQUECAS DE MILHO COM ARROZ SELVAGEM, COGUMELOS E NOZES

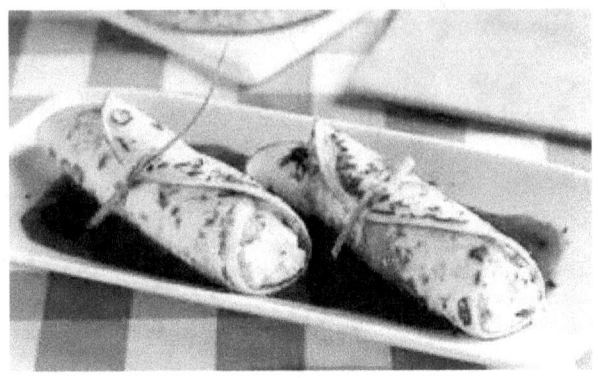

Ingredientes:

Panquecas de Milho:

½ xícara de farinha (trigo orgânico, branco)

½ xícara de leite de amêndoas, leite de soja sabor baunilha ou leite de arroz

1 xícara de milho

1 cebola cortada em tiras

½ xícara de claras de ovo cozidas

¼ colher de chá de sal marinho

pimenta do reino a gosto

1 colher de azeite

spray de azeite

Preparação:

Colocar e bater todos os ingredientes no liquidificador.

Pulverizar uma frigideira com spray de cozinha.

Usar 1 concha da massa.

Espalhar a mistura pela frigideira.

Em seguida, virar e retirar da frigideira.

Repetir com a massa restante.

Recheio:

1 cebola picada

¼ de cebolinha (picada)

1 colher de xarope de maple

400 gramas de cogumelos frescos

200 gramas de cogumelos shitake

sal marinho e pimenta branca a gosto

1 xícara de arroz selvagem cozido

1 colher de azeite

½ xícara de nozes cruas

1 colher de tomilho fresco picado

Preparação:

Aquecer o azeite em uma panela em fogo baixo.

Adicionar a chalota e cebola e cozinhar até macios (uns 2 minutos).

Adicionar os cogumelos e cozinhar outros 10 minutos.

Colocar o xarope de maple.

Adicionar o tomilho, sal e pimenta branca.

Colocar em um processador de alimentos, juntamente com as nozes e misturar.

Retirar e colocar em uma tigela.

Adicionar o arroz e temperar.

Colocar 4 colheres do recheio em cada panqueca e enrolar.

Colocar em uma forma de forno pulverizada com spray de azeite.

Cozinhar no forno a 180°C por cerca de 20 minutos.

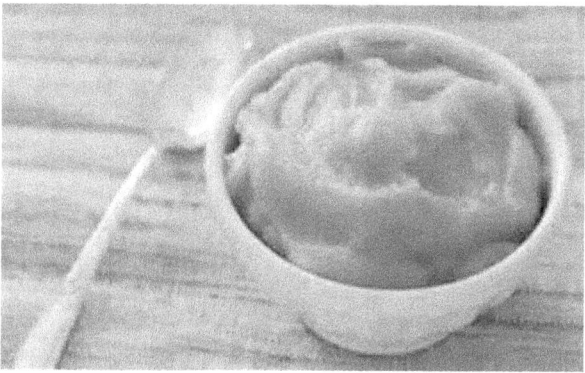

Servir com purê de abóbora.

FRANGO CROCANTE COM NOZES

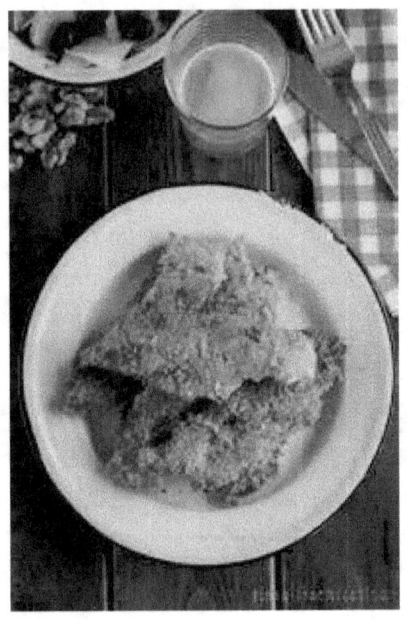

Ingredientes:

400 gramas de frango desossado e sem pele

¾ xícara de farinha (trigo orgânico, branco)

¼ xícara de farinha de nozes

2 colheres de chá de orégano seco

1 colher de manjericão fresco

½ colher de chá de sal marinho

¼ colher de chá de pimenta do reino

1 colher de chá de alho em pó ou granulado

1 colher de chá de cebola em pó ou granulada

Para cobrir:

Farinha para empanar

½ xícara de claras de ovo

Preparação:

Misturar todos os ingredientes.

Preparar um prato com a farinha, outro com as claras de ovo e um com a farinha de nozes.

Empanar os filetes de frango na farinha, clara de ovo e depois na farinha de nozes.

Fritar por ambos os lados em uma frigideira com azeite.

Levar ao forno a 180° C até ficar totalmente cozidos (cerca de 15-25 minutos, dependendo da espessura dos filetes)

Servir com limão ou seu molho favorito.

ESPAGUETE À MARINARA SEM GLÚTEN

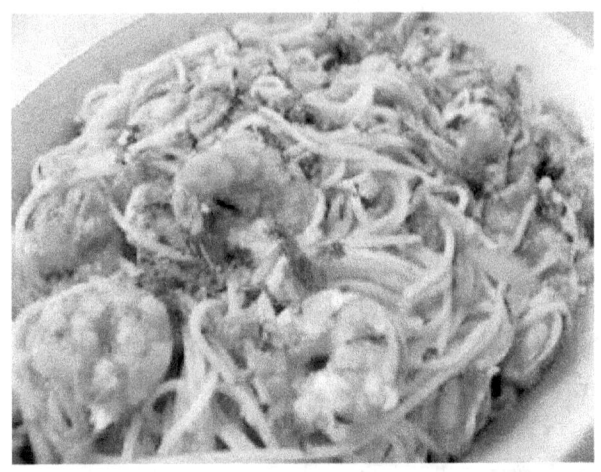

Ingredientes:

400 gramas de espaguete (arroz, milho ou quinoa)

2 colheres de azeite

1 cebola picada

4 colheres de alho fresco picado

2 latinhas de extrato de tomate

5 folhas de manjericão fresco

sal marinho a gosto

flocos de pimenta vermelha a gosto

Preparação:

Refogar o alho no azeite de oliva

Adicionar o tomate e manjericão.

Deixar cozinhar por 30 minutos.

Temperar com sal marinho e pimenta, a gosto.

Misturar em um liquidificador ou processador de alimentos.

Se você gosta do sabor do manjericão, pode adicionar mais manjericão picado.

Cozinhar o espaguete até que esteja ao dente.

Aquecer o molho em uma frigideira em fogo baixo.

Misturar com o espaguete.

Servir em uma forma.

FRANGO COM ERVAS E COULIS DE TOMATE

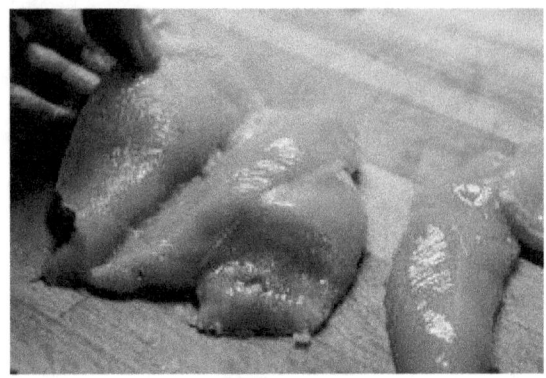

Ingredientes:

4 peitos de frango desossados e sem pele (cortado em 4)

2 colheres de azeite

1 colher de chá de raspas de limão

2 colheres de cebolinha picada

2 colheres de salsinha italiana ou coentro picado

2 colheres de cebolinha fresca, picada

2 colheres de manjericão fresco picado

1 colher de chá de sal marinha

1 colher de chá de pimenta do reino

Preparação:

Deixar marinar o frango com os temperos por 12-24 horas. (Quanto mais tempo você deixar marinar o frango mais sabor terá)

Dourar o frango em uma frigideira, até que esteja dourado por ambos os lados.

Levar ao forno a 200°C e cozinhar até que esteja no ponto, pelo menos 15 minutos. (Você também pode assar o frango na grelha em fogo baixo e virar frequentemente para não queimar)

Servir com o coulis de tomate.

COULIS DE TOMATE

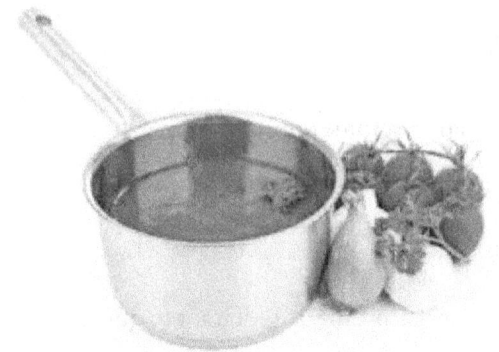

Ingredientes:

4 tomates picados

2 colheres de chalota finamente picada

1/3 de xícara de suco de limão natural

1 colher de coentro picado

1 colher de chá de cebolinha fresca, picada

1 colher de manjericão fresco picado

sal marinho a gosto

pimenta do reino a gosto

1 colher de chá de pimenta jalapeño picada (opcional)

Preparação:

Preparar todos os ingredientes de acordo com as especificações acima.

Misturar em uma tigela.

Deixar esfriar uns minutos e servir.

SALMÃO SOBRE ERVAS

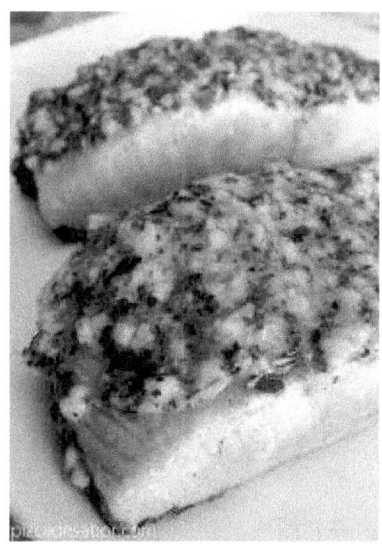

Ingredientes:

4 fatias de salmão selvagem, sem pele e sem ossos

2 colheres de azeite

1 colher de chalota picada

1 colher de alho fresco picado

1 colher de salsinha fresca finamente picada

1 colher de cebolinha fresca ou manjericão, picado

sal e pimenta do reino a gosto

1 colher de chá de raspas de laranja ou limão

spray de azeite

Preparação:

Colocar todos os ingredientes em uma tigela e cobrir o peixe.

Deixar repousar por 10 minutos.

Pulverizar levemente uma forma de forno com azeite em aerossol.

Dourar em uma frigideira o salmão de 2 a 5 minutos de cada lado.

Colocar no forno a 180°C e terminar o cozimento, aproximadamente uns 5 minutos ou até sair um suco branco de dentro do peixe.

Servir com palitos de legumes.

PALITOS DE LEGUMES

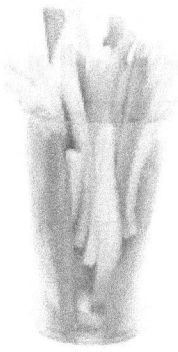

Ingredientes:

1 alho-poró, cortado em juliana

2 cenouras, descascadas e cortadas em juliana

2 talos de aipo, descascados e cortados em juliana

1 bolbo de funcho cortado em juliana

1 colher de azeite

sal e pimenta do reino a gosto

Preparação:

Aquecer o azeite em uma frigideira em fogo baixo.

Adicionar o alho-poró e refogar 1 minuto, mexendo sempre.
Adicionar as cenouras, o aipo e funcho.

Cozinhar até que estejam macias, pelo menos 2 minutos.

Temperar com sal e pimenta, a gosto.

FRANGO ASSADO COM LIMÃO, ALHO E SOJA

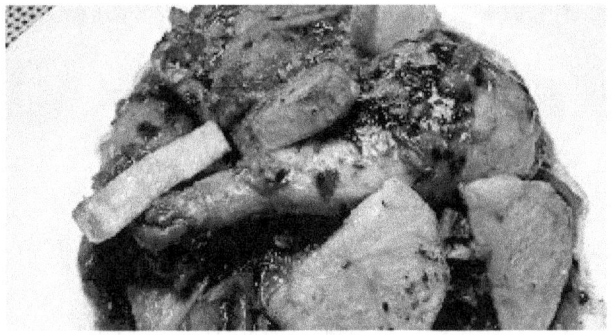

Ingredientes:

1 frango inteiro, de preferência orgânico

12 dentes de alho picados

½ colher de azeite extra virgem ou azeite em aerossol.

suco de 1 limão

2 colheres de molho de soja; se possível de baixo teor de sódio

½ xícara de flocos de aveia

1 colher de mel orgânico

1 dente de alho

Preparação:

Fazer 12 cortes pelo frango e colocar em cada um alho esmagado.

Pulverizar com azeite em aerossol.

Regar com o molho de soja.

Cortar o limão pela metade e espremer o suco de ½ limão sobre o frango.

Regar com o mel por cima.

Cortar o dente de alho ao meio.

Colocar o frango em uma forma de forno e regar com o suco do outro ½ limão.

Colocar na forma o dente de alho cortado ao meio.

Assar a 180°C por aproximadamente 1 hora ou até que o frango esteja dourado a seu gosto.

Virar o frango 3 vezes durante o cozimento.

Quando o frango estiver pronto, coar o suco e reduzir em uma panela.

Cobrir o frango com o molho reduzido.

ACOMPANHAMENTOS

QUINOA TABOULI

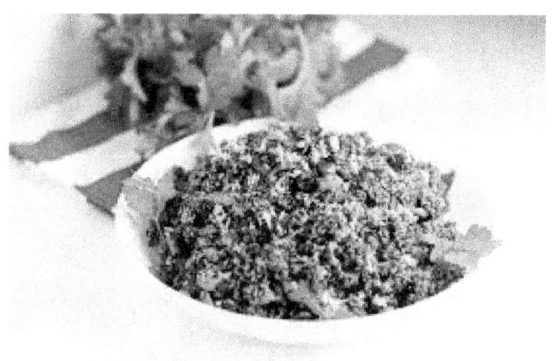

Ingredientes:

2 xícaras de quinoa vermelha cozida

2 pepinos picados (descascados e sem sementes)

1 tomate grande picado (descascado e sem sementes)

¼ xícara de pinhões torrados

2 colheres de salsinha italiana picada

2 colheres de suco de limão natural

1 colher de azeite

1 colher de chá de raspas de limão

sal marinho a gosto

pimenta do reino a gosto

Preparação:

Preparar todos os ingredientes de acordo com as especificações acima.

Colocar os ingredientes em uma tigela e misturar

Servir imediatamente (se preserva na geladeira por 24 horas).

BATATAS ASSADAS COM ALECRIM

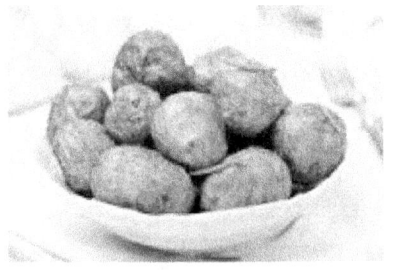

Ingredientes:

400 gramas de batatas novas, bem lavadas

2 colheres de alecrim fresco picado

1 colher de chá de sal marinha

1 colher de chá de alho em pó ou granulado

pimenta do reino a gosto

1 colher de azeite

spray de azeite

Preparação:

Misturar todos os ingredientes em uma tigela.

Pulverizar uma forma de forno com azeite de oliva.

Colocar as batatas com os outros ingredientes na forma.

Levar ao forno a 180°C e cozinhar até que as batatas estejam douradas, pelo menos 45 minutos.

LEGUMES SALTEADOS COM ALHO E LIMÃO

Eu prefiro a couve, acelga, espinafre, escarola, couve chinesa, folhas de mostarda, folhas de beterraba ou uso uma mistura delas.

Se você não tem tempo, pode comprar as verduras já lavadas, limpas e cortadas!

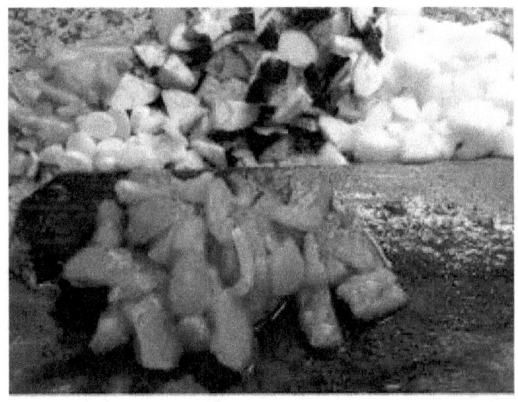

Ingredientes:

4 xícaras de legumes (seus favoritos, lavados, limpos e cortados))

2 colheres de alho fresco picado

2 colheres de chá de raspas de limão

suco de 1 limão

1 colher de azeite

sal e pimenta do reino a gosto

flocos de pimenta vermelha a gosto

Preparação:

Aquecer o azeite em uma frigideira.

Adicionar o alho e refogar 30 segundos, mexendo.

Adicionar os legumes.

Adicionar o suco e as raspas de limão ao gosto.

Misturar bem até que esteja quente.

Temperar com sal e pimenta e servir com os flocos de pimenta vermelha, se desejar.

SALADA DE BATATA ASSADA

Ingredientes:

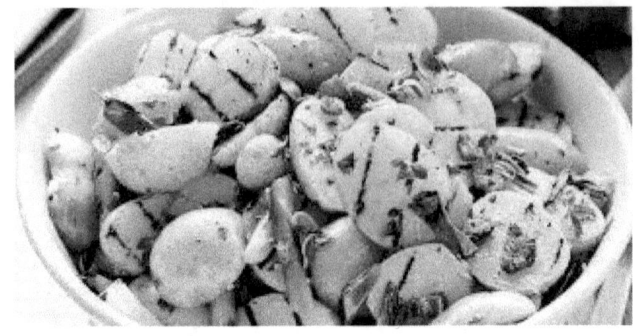

400 gramas de batatinhas (cortadas ao meio, longitudinalmente e lavadas)

1 colher de azeite

4 dentes de alho (descascados e cortados longitudinalmente)

1 raminho de alecrim ou tomilho fresco

sal e pimenta do reino a gosto

1 colher de vinagre balsâmico

Preparação:

Misturar as batatinhas com o azeite, alho, tomilho ou alecrim, sal marinho e pimenta.

Levar ao forno a 180°C por 25-35 minutos, até dourar as batatas.

Colocar em uma tigela e deixar repousar pelo menos 1 hora.

Regar com o vinagre balsâmico e servir.

LEGUMES COM MOLHO DE NOZES

Use seus vegetais favoritos: repolho, ervilhas, brócolis, cenouras, espargos, etc. Se você gosta de picante, pode adicionar pimenta vermelha picante.

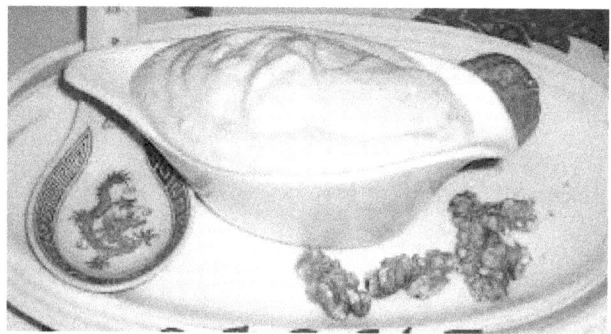

Ingredientes:

400 xícaras de legumes (seus favoritos, lavados e cortados) cozinhados ao vapor por 2 minutos.

1 colher de alho fresco picado

¼ xícara de farinha de nozes

2 colheres de azeite

1 colher de chá de raspas de limão

1 colher de chá de suco de limão

sal marinho a gosto

pimenta do reino a gosto

Preparação:

Aquecer o azeite em uma frigideira.

Adicionar o alho. Cozinhar por 30 segundos.

Adicionar os legumes.

Cozinhar por 2 minutos.

Adicionar o suco, as raspas de limão e farinha de nozes.

Temperar com sal e pimenta, a gosto.

* Alguns legumes não precisam ser escaldados. Você só deve lavar e cortar.

ESPARGOS COM CHALOTAS CARAMELIZADAS E ESSÊNCIA DE LARANJA

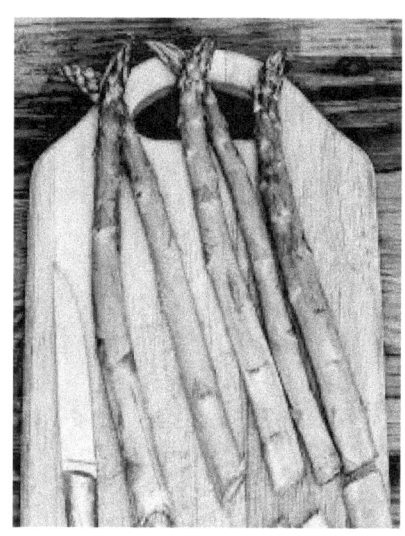

Ingredientes:

400 gramas de aspargos finos, cortados

2 chalotas descascadas e cortadas em juliana

1 colher de raspas de laranja

1 colher de chá de essência de laranja

1 colher de suco de laranja natural

sal marinho a gosto

Preparação:

Branquear os aspargos em água fervente por 2 minutos.

Lavar em água fria.

Aquecer o azeite em uma panela em fogo baixo.

Adicionar as chalotas. Cozinhar até que estejam macias, pelo menos 2 minutos.

Adicionar os aspargos, suco e raspas de laranja.

Cozinhar até que os aspargos estejam quentes, cerca de 30 segundos.

Temperar com sal marinho.

Este prato também pode ser servido frio com fatias de laranja por cima.

BRÓCOLIS COM RASPAS DE LIMÃO E PIMENTA PICANTE

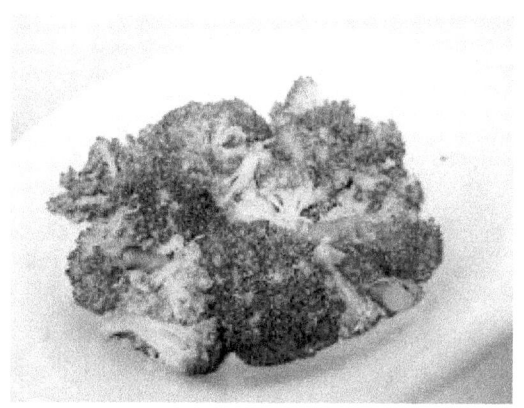

Ingredientes:

1 brócolis (cozido no vapor por 2 minutos)

2 colheres de alho picado

raspas de 1 limão

1 colher de azeite

¼ colher de chá de pimenta vermelha

sal marinho a gosto

Preparação:

Aquecer o azeite em uma frigideira em fogo baixo e fritar o alho.

Adicionar os brócolis e raspas de limão.

Cozinhar por 1 minuto.

Temperar com sal marinho e pimenta, a gosto.

TORTITAS DE BATATA COM SALMÃO FUMADO

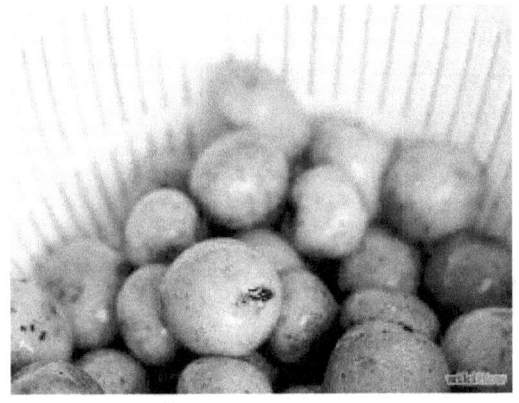

Ingredientes:

5 batatas cozidas (lavadas e cortadas)

1 cebola

1 colher de farinha

2 claras de ovo

1 colher de chá de fermento em pó

¼ colher de chá de sal marina

pimenta do reino a gosto

spray de azeite ou óleo de canola

¼ de colher de cebolinha fresca picada

½ xícara de iogurte grego, baixo em gordura

400 gramas de salmão fumado

Preparação:

Você deve trabalhar rápido, para as batatas descascadas não ficar pretas.

Ou triturar as batatas e a cebola em um processador de alimentos ou triturador manual.

Colocar em uma tigela e adicionar o ovo, farinha, fermento, sal marinho e pimenta. Misturar bem.

Pulverizar uma frigideira grande com o spray de azeite. (aquecer a frigideira em fogo médio)

Colocar a mistura com uma concha. Fazer de cerca de 7-8 centímetros de tamanho.

Deixar dourar de um lado e em seguida, virar. Colocar em uma forma de forno pulverizada com spray de azeite.

Colocar as tortitas no forno a 180°C por cerca de 20-25 minutos. (Você as pode congelar e descongelar quando quiser, só precisa aquecer no micro-ondas)

Servir com um pouco de iogurte grego ou creme de leite, um pouco cebolinho fresco e uma tira de salmão fumado.

PILAF DE ARROZ INTEGRAL

Há muitas variedades de arroz: Basmati, Jasmine, de grãos longos, curtos, germinado, etc.

Use o seu arroz preferido:

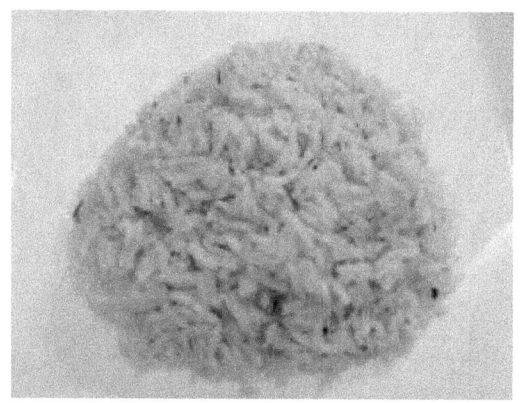

Ingredientes:

1 xícara de arroz integral

2 xícaras de caldo de galinha ou vegetal

1 colher de azeite

½ cebola picada

2 chalotas bem picadas

3 talos de aipo, bem picados

¼ colher de chá de pimenta do reino

½ colher de chá de sal marinho

Preparação:

Aquecer o azeite em uma panela em fogo baixo.

Fritar a cebola, aipo e chalota por 1 minuto.

Adicionar o arroz e refogar 30 segundos, mexendo.

Adicionar o caldo e temperar.

Deixar ferver e deixar em fogo baixo.

Cobrir a panela.

Deixe ferver em fogo baixo por cerca de 25-30 minutos. *SEM MEXER.*

Retirar do fogo e deixar repousar por 10 minutos.

Misturar e servir.

PUDIM DE MILHO

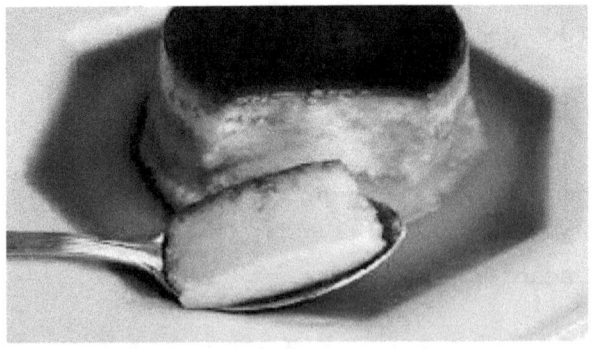

Ingredientes:

1 xícara de ovo (preparado de ovo)

2 colheres de farinha de trigo ou de milho

1 ½ colheres de agave ou açúcar de cana natural (opcional)

¼ colher de chá de sal marina

1 ¾ xícara de leite de soja sabor baunilha

4 xícaras de milho (da espiga)

Preparação:

Colocar e bater todos os ingredientes no liquidificador.

Pulverizar uma forma assadeira com spray de cozinha e colocar a mistura.

Pré-aquecer o forno a 180°C, levar ao forno por 45 minutos ou até que esteja dourado.

SALTEADO DE COUVE COM LIMÃO E NOZES

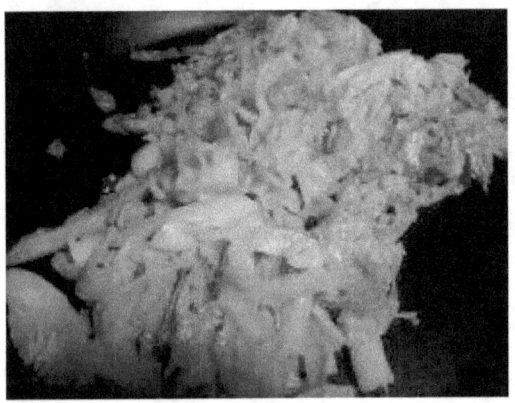

Ingredientes:

8 xícaras de couve, sem os centros das folhas e cortadas em pedaços.

1 colher de alho fresco picado

1 colher de raspas de limão

1 colher de azeite

½ xícara de farinha de nozes

pimenta e pimenta do reino a gosto

sal marinho a gosto

suco de ½ limão

Preparação:

Aquecer o azeite em uma frigideira em fogo baixo e fritar o alho por 30 segundos.

Adicionar a couve e as raspas de limão.

Misturar por 1 minuto e adicionar o suco de limão.

Para suavizar a couve, misturar de 2 a 5 minutos.

Adicionar e misturar as nozes e tempero ao gosto, com pimenta do reino ou com pimenta vermelha picada e sal marinho.

PANQUECAS DE ABOBRINHA, CENOURA E BATATA COM COMPOTA DE MAÇÃ

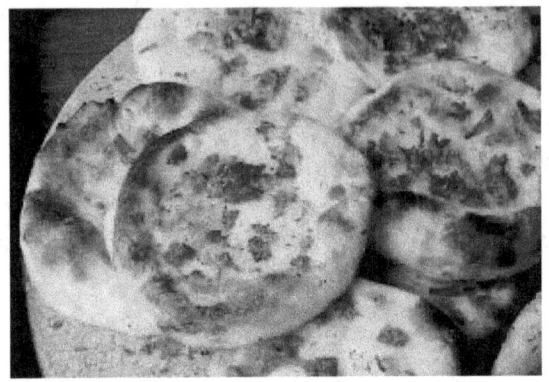

Ingredientes:

3 batatas vermelhas, descascadas

1 abobrinha

2 cenouras, descascadas

1 cebola, descascada

1 colher de farinha orgânica

2 claras de ovo

1 colher de chá de fermento em pó

¼ colher de chá de sal marina

pimenta do reino a gosto

Spray de azeite ou óleo de canola

Preparação:

Você deve trabalhar rápido, para as batatas descascadas não ficar pretas.

Ou triturar as batatas, cenouras, abobrinha e a cebola em um processador de alimentos ou triturador manual.

Colocar em uma tigela e adicionar o ovo, farinha, fermento, sal marinho e pimenta. Misturar bem.

Pulverizar uma frigideira grande com o spray de azeite. (aquecer a frigideira em fogo médio)

Colocar a mistura com uma concha. As pode fazer grandes ou pequenas, ao seu gosto.

Deixar dourar de um lado e em seguida, virar. Colocar em uma forma de forno pulverizada com spray de azeite.

Colocar as panquecas no forno a 180°C por cerca de 20-25 minutos.

Servir quentes, com purê de maçã. Você pode comprar o purê de maçã orgânico sem açúcar ou fazer você mesmo o purê.

PURÊ DE BATATA COM AZEITE DE OLIVA, CEBOLINHA E SAL MARINHO

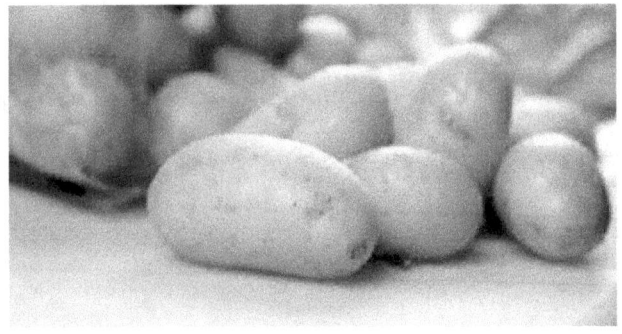

Ingredientes:

2 batatas, descascadas e cortadas longitudinalmente

1 dente de alho

½ xícara de caldo de galinha ou leite de soja

3 colheres de azeite

2 colheres de cebolinha fresca

sal marinho a gosto

pimenta do reino a gosto

Preparação:

Colocar as batatas em uma panela grande com água suficiente para cobrir e deixar ferver. Cozinhar até que as batatas estejam macias quando perfuradas com uma faca. (Geralmente cerca de 15 minutos)

Escorrer as batatas e devolvê-las para a panela e cozinhar já escorrido em fogo baixo por alguns minutos para evaporar toda a água das batatas.

Fazer um purê.

Misturar com o leite de soja ou caldo de galinha e azeite.

Temperar com o sal marinho e pimenta do reino a gosto

Incorporar a cebolinha fresca.

SOBREMESAS

NOZES COBERTAS DE CHOCOLATE

Quem disse que uma sobremesa não podia ser saudável?

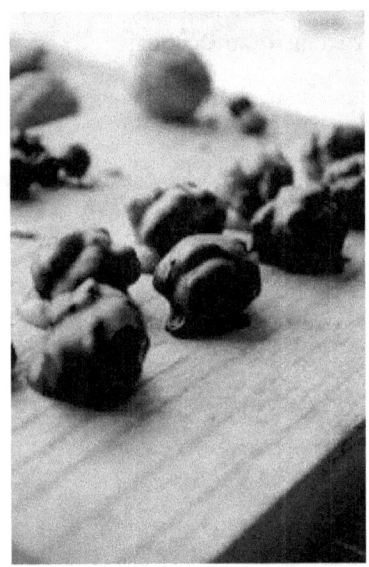

Ingredientes:

400 gramas de nozes

¼ de xícara de pedaços ou pérolas de chocolate amargo (aquecido em banho-maria)

Preparação:

Colocar papel manteiga em uma assadeira de forno.

Banhar as nozes no chocolate.

Colocar sobre a assadeira e deixar endurecer na geladeira.

Servir num prato com fatias de maçã (opcional).

TORTA DE PÃO DE GENGIBRE COM PERAS REFOGADAS

Ingredientes:

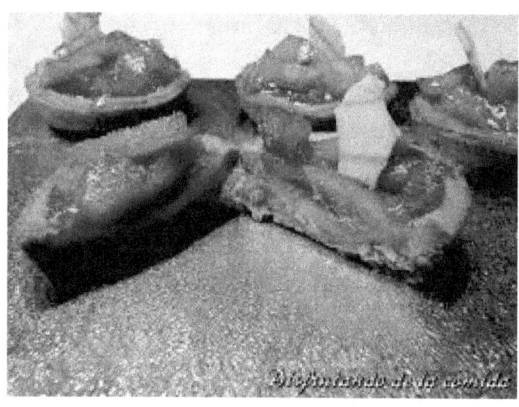

Torta:

½ xícara de purê de maçã

2/3 de xícara de suco de maçã

1 xícara de melado light

2 claras de ovo

¾ xícara de farinha

1 ½ colheres de chá de bicarbonato de sódio

1 ½ colheres de chá de canela

¼ de colher de chá de noz-moscada

1 ½ colheres de chá de gengibre fresco ralado

1 colher de chá de sal marinho

1 colher de chá de raspas de laranja

Preparação:

Peneirar os ingredientes secos.

Misturar os ingredientes úmidos.

Colocar todos os ingredientes secos em um recipiente fundo e adicionar os ingredientes úmidos gradualmente.

Misturar bem.

Pulverizar levemente uma forma de forno com o azeite de canola em aerossol e colocar a mistura.

Assar a 180°C por 45 minutos ou até que um palito inserido saia limpo.

Servir com as peras refogadas.

Peras refogadas:

4 peras (descascadas e cortadas em fatias finas longitudinalmente)

¼ de xícara de xarope de maple ou agave

¼ colher de chá de noz-moscada

1 ½ colheres de iogurte de baunilha

1 colher de chá de extrato de baunilha

Preparação:

Colocar as peras em uma panela com os outros ingredientes.

Cozinhar até a calda reduzir pela metade.

Servir quente, com a torta.

MORANGOS E BAUNILHA

Ingredientes:

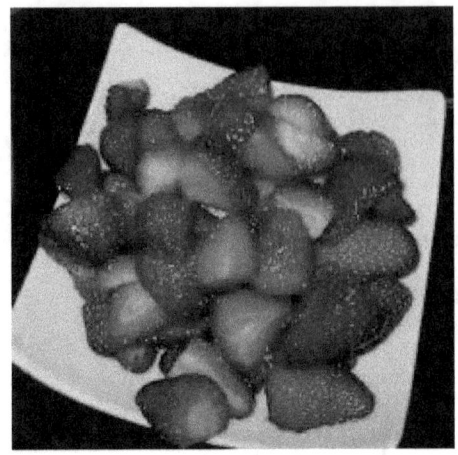

1 caixa de morangos

1 pedaço de baunilha no ramo (cerca de 2-3 cm)

Preparação:

Cortar os morangos ao meio longitudinalmente.

Abrir a vagem de baunilha e raspar.

Misturar com os morangos.

Servir em uma tigela de vidro ou em uma taça de vinho.

TORTA DE ABÓBORA

Esta abóbora é deliciosa recém assada. Você também pode fazer um purê com pimenta jalapeño, suco de limão e sal de trufas.

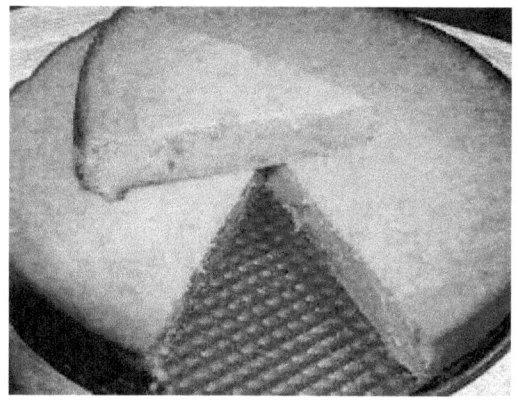

Ingredientes:

1 base de torta preparada ou congelada

2 xícaras de purê de abóbora

¾ xícara de claras de ovo, natural ou congelado

1 ½ xícara de leite de soja sabor baunilha ou de arroz

¾ de xícara de xarope de maple ou agave

2 colheres de chá de extrato de baunilha

1 colher de chá de raspas de laranja

1 colher de canela

1 colher de chá de gengibre

½ de colher de chá de noz-moscada

¼ de colher de chá de temperos favoritos

½ colher de chá de sal marinho

Preparação:

Pré-cozinhar a base da torta

Cozinhar a abóbora a 180°C. deixar esfriar, retirar do forno e fazer um puré com o liquidificador.

Colocar os outros ingredientes na mistura.

Colocar na base da torta.

Assar no forno a 180°C por 45 minutos ou até que esteja dourada.

Deixar esfriar um pouco.

Servir com iogurte de baunilha ou creme de leite.

BLONDIE DE FRAMBOESA, CHOCOLATE E NOZES

Ingredientes:

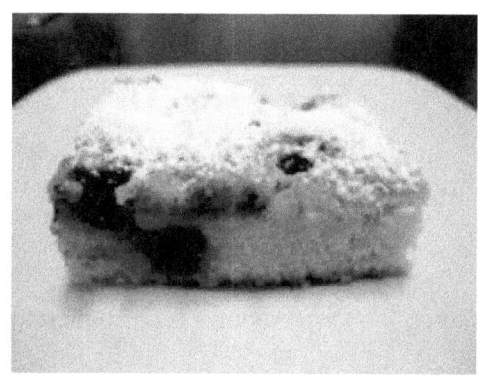

1 ½ xícaras de farinha

½ xícara de flocos de aveia

1 colher de chá de bicarbonato de sódio

¼ colher de chá de sal marina

1 xícara de açúcar mascavo light

1 colher de chá de essência de laranja

1 colher de chá de raspas de laranja

¾ xícara de ovo em pó

1 colher de chá de extrato de baunilha

½ xícara de nozes picadas

½ xícara de pedaços ou pérolas de chocolate amargo

1 xícara de framboesa

Preparação:

Peneirar a farinha, açúcar, bicarbonato de sódio e sal marinho.

Adicionar a aveia a os ingredientes secos peneirados.

Misturar o azeite, a baunilha e o ovo e reservar.

Colocar os ingredientes secos na tigela de uma batedeira.

Lentamente, adicionar os ingredientes úmidos. Misturar a velocidade baixa por 2 minutos.

Raspe os lados, para o centro.

Adicionar os pedaços de chocolate, raspas de laranja e nozes. Misturar por 30 segundos.

Adicionar as framboesas e misturar a mão.

Colocar a mistura em uma forma e levar ao forno a 180°C por 25-30 minutos.

Deixar esfriar um pouco.

Cortar em quadrados.

Servir com seu chocolate favorito ou com sorvete de iogurte, frutas e um raminho de hortelã fresco.

TORTA DE MAÇÃ

Ingredientes:

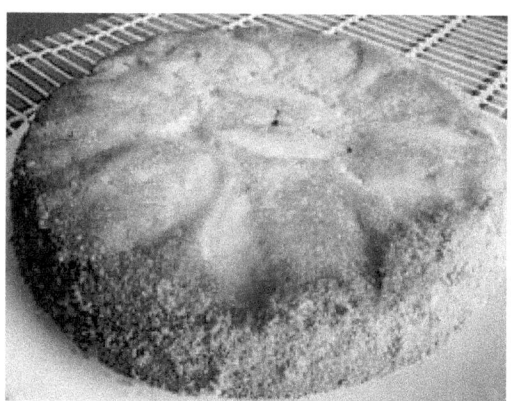

Recheio:

8 maçãs

¾ de xícara de açúcar orgânico de cana ou açúcar de bordo (também é possível usar o xarope de agave)

½ xícara de suco de maçã, dividido

1 colher de canela

1 colher de extrato de baunilha

2 colheres de farinha de milho

Preparação:

Descascar e retirar as sementes das maçãs e cortar em oitavos.

Colocar as maçãs, o açúcar, ¼ de suco de maçã, canela e baunilha em uma panela e cozinhar até que as maçãs estejam macias (cerca de 10 minutos).

Dissolver o amido ou farinha de milho no suco de maçã restante

Adicionar à mistura de maçã quente, movendo sempre até a mistura engrossar (aproximadamente uns 4 minutos).

Retirar do fogo.

Pode usar esta mistura quente, fria ou até mesmo congelar para usá-la depois.

Cobertura:

1 xícaras de farinha orgânica integral (pode usar de trigo, aveia, integral ou sua favorita)

2 claras de ovo

¼ de xícara de açúcar orgânico de cana, xarope de maple ou agave

1 ½ colheres de iogurte de baunilha

sal marinho

½ colher de chá de extrato de baunilha

2 colheres de extrato cítrico (limão, laranja, etc.)

½ colher de chá de raspas de limão

 Misturar todos os ingredientes.

Preparação:

Colocar as maçãs em uma forma de assar.

Colocar a cobertura uniformemente na parte superior, por cima.

Assar no forno a 180°C por uns 50 minutos ou até que esteja dourada a maçã.

SALADA DE FRUTAS COM HORTELÃ

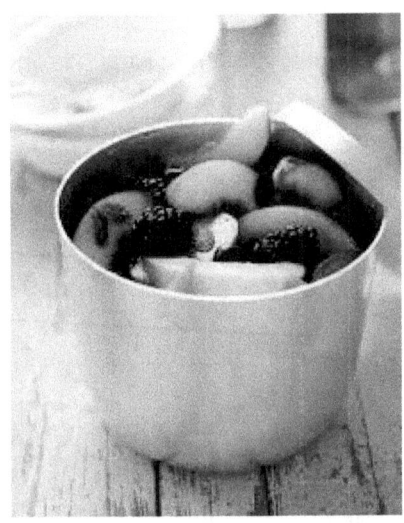

Ingredientes:

¼ de melancia, sem sementes (cortada em cubos grandes)

½ melão laranja, sem sementes (cortado em cubos grandes)

½ melão doce, sem sementes (cortado em cubos grandes)

½ xícara de amoras, framboesas, mirtilos e morangos

¼ de abacaxi (cortado em cubos grandes)

1 colher de hortelã ou menta fresca bem picada

Preparação:

Misturar as frutas, adicionando as amoras e framboesas no final.

BAGAS E GRANOLA DE SEMENTES

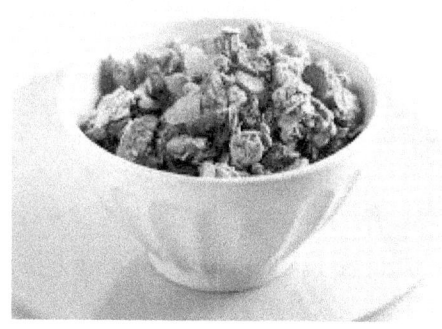

Ingredientes:

3 xícaras de flocos de aveia

¼ de xícara de sementes de linhaça

1 xícara de xarope de bordo ou néctar de agave (ou uma mistura de ambos)

1 colher de chá de extrato de baunilha

½ colher de chá de canela

½ xícara de gojiberries

½ xícara de amoras, mirtilos ou cerejas secas

¼ de xícara de nozes picadas

¼ de xícara de amêndoas picadas

1 colher de chá de raspas de laranja

Preparação:

Pré-aquecer o forno a 180°C. Pulverizar uma forma para assar com spray de óleo de canola.

Misturar a aveia, linhaça, xarope, maple e agave, extrato de baunilha, raspas de laranja e canela em uma tigela grande.

Colocar no forno e assar a 180°C por 20-35 minutos ou até que esteja crocante. Retirar do forno e deixar esfriar.

Colocar em uma tigela e adicionar os outros ingredientes.

Colocar em um recipiente hermético. Isto as manterá fresquinhas por quase 1 mês.

BISCOITOS CROCANTES DE CHOCOLATE E AVEIA

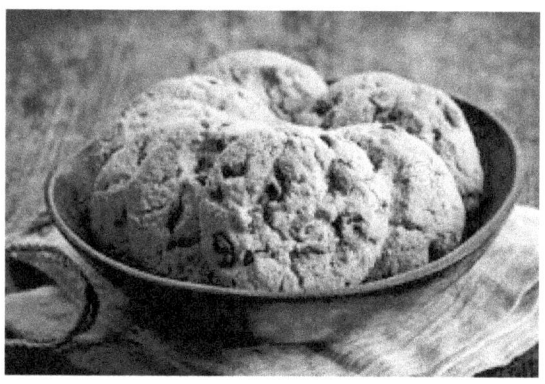

Ingredientes:

1 ¾ copos de farinha

2 xícaras de flocos de aveia

½ xícara de farinha de aveia

1 colher de sementes de linho (opcional)

1 colher de chá de bicarbonato de sódio

½ colher de chá de sal marinho

¾ de colher de chá de canela

½ colher de chá de raspas de laranja

1 ¼ xícaras de açúcar mascavo light

½ xícara de açúcar orgânico de cana, xarope de maple ou agave

½ xícara de manteiga, margarina de soja ou extrato de laranja

½ xícara de purê de maçã, sem açúcar

50 gramas de clara de ovo em pó

1 colher de extrato de baunilha

¼ xícara de nozes picadas

¼ de xícara de amêndoas picadas

¼ de xícara de groselhas (opcional)

Preparação:

Misturar a manteiga ou margarina com o açúcar.

Adicionar o extrato de baunilha, os ovos e raspas de laranja.

Em uma tigela peneirar os ingredientes secos.

Misturar os ingredientes secos com os úmidos.

Adicionar as nozes e as sementes de linho.

Colocar os biscoitos em uma forma de forno com papel manteiga.

Também pode embrulhar os biscoitos no papel de forno e congelar. As poderá fazer quando quiser, ao seu gosto.

Cozinhar no forno a 180°C por cerca de 10-12 minutos.

Deixar esfriar um pouco e servir.

BROWNIES

Ingredientes:

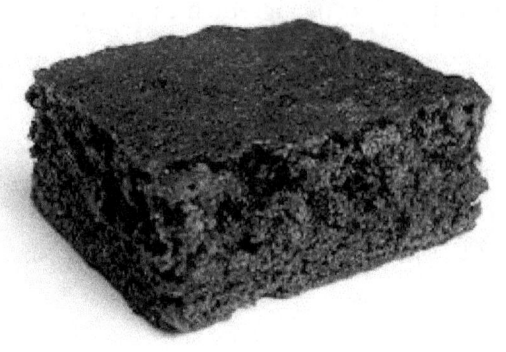

2 ¼ xícaras de açúcar mascavo

1 ½ xícaras de farinha

1 ½ xícaras de cacau em pó

1 ½ colheres de chá de fermento em pó

1 ½ colheres de chá de bicarbonato de sódio

1/8 de colher de chá de sal marinho

1 1/3 xícaras de purê de maçã

1 xícara de tofu (purê)

¾ de xícara de leite de soja sabor chocolate

2 claras de ovo

2 colheres de extrato de baunilha

142

½ xícara de passas

½ xícara de nozes picadas

Preparação:

Colocar o tofu, purê de maçã, ovo e leite de soja no liquidificador e fazer um purê.

Peneirar os ingredientes secos.

Combinar os ingredientes úmidos com os secos e misturar bem.

Adicionar as passas e nozes.

Colocar a mistura em uma forma e levar ao forno a 180°C por uns 45 minutos.

Deixar esfriar um pouco.

TORTA DE CHOCOLATE E NOZES

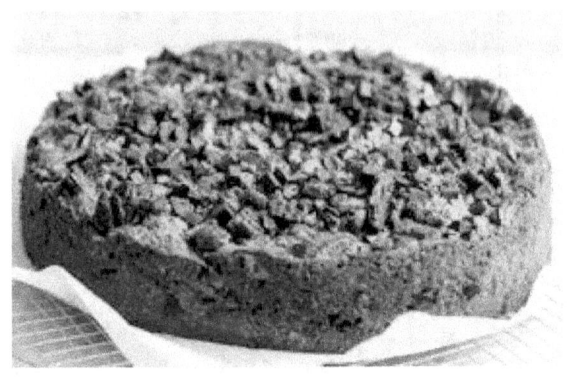

Ingredientes:

1/3 xícara de nozes picadas

3 colheres de farinha

600 gramas de chocolate meio amargo

1/3 xícara de cacau em pó

¾ de xícara de açúcar mascavo

1/3 xícara de água fervida

300 gramas de ovo em pó

1 colher de chá de extrato de baunilha

1/3 xícara de claras de ovo

¼ colher de creme de tártaro

¼ de xícara de açúcar mascavo

Preparação:

Peneirar a farinha, açúcar e cacau em pó.

Triturar as nozes e adicionar à mistura de farinha.

Derreter o chocolate no banho maria.

Misturar a água com a baunilha e o substituto do ovo (em pó).

Adicionar esta mistura a os ingredientes secos.

Adicionar o chocolate derretido.

Em uma tigela separada, bater as claras de ovo, em alta velocidade.

Lentamente, adicionar o açúcar e creme de tártaro. Bater até que esteja montado.

Delicadamente incorporar as claras montadas na mistura da torta, a mão e lentamente para não baixar o volume.

Colocar a mistura em uma forma de forno preparada.

Levar ao forno a 180°C até que um palito inserido saia limpo, pelo menos 30-35 minutos.

Deixar esfriar um pouco.

MORANGOS COM CHOCOLATE

Sugestão: tente usar morangos orgânicos, devido ao nível elevado de pesticidas pulverizados sobre os morangos normais comercializados.

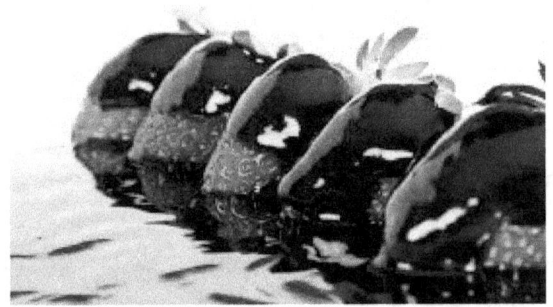

Ingredientes:

150 gramas de chocolate amargo de boa qualidade, picado

1 caixa de morangos orgânicos

nozes picadas ou chocolate branco (opcional)

Preparação:

Lavar os morangos.

Colocar o chocolate picado em uma tigela de aço inoxidável.

Derreter o chocolate no banho maria, mexendo de vez em quando.

Colocar papel manteiga em uma assadeira de forno.

Mergulhar os morangos no chocolate e colocar na forma.

Deixar na geladeira pelo menos ½ hora.

Decorar com chocolate branco e nozes picadas (opcional).

MAÇÃ CARAMELIZADA

Esta receita de maçãs com caramelo é para as crianças e os não tão jovens, como eu. Esta versão "saudável" obtém sua doçura do agave e o suco de romã.

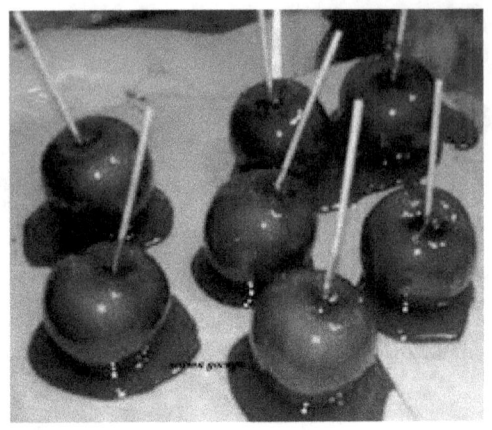

Ingredientes:

6 maçãs (tipo à sua escolha, mas firmes e maduras)

1 xícara de açúcar orgânico de cana

1/3 xícara de néctar de agave ou xarope de ácer light

1 colher de canela

¼ de xícara de ursos de geleia ou urso gomoso sabor romã (substituir por outro de sua escolha, se não achar eles)

1 colher de chá de suco de romã

6 pauzinhos de picolé ou espetos

Dicas de decoração:

Amêndoas picadas

Pistaches picados

Nozes picadas

Avelãs

Cacau

Coco

Preparação:

Colocar o açúcar, agave, canela, ursinhos de geleia e suco de romã num recipiente para ferver em fogo baixo.

Misturar com uma colher de madeira, até que o açúcar se dissolva. Uma vez que o açúcar se dissolve deve parar de mexer, ou ele pode cristalizar novamente. Se a mistura colar no lado da panela, esfregue para baixo com uma escova de cozinha molhada em água quente.

Usando um termômetro de caramelo, levar a mistura a 180°C ou a fase de bola dura (no termômetro). Se você não tiver um termômetro de caramelo, você pode colocar um pouco da mistura quente na água, que o caramelo virará bola quando estiver pronto.

Enquanto a mistura está esquentando, colocar os palitos ou espetos na base das maçãs.

Quando terminar a mistura, passar a maçã pelo açúcar caramelizado quente.

Tenha cuidado, porque a mistura está muito quente!

Colocar sua cobertura favorita.

Deixar esfriar as maçãs à temperatura ambiente em uma forma de forno com papel vegetal. Não refrigerar ou a mistura de açúcar vai derreter e amolecer.

BEBIDAS

SUCO DE MANHÃ

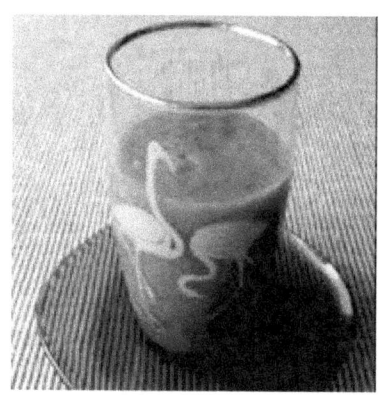

Ingredientes:

180 ml de chá preto

60 ml de suco de açaí

60 ml de suco de mirtilo

2 colheres de suco de laranja natural

1 colher de chá de raspas de laranja

Preparação:

Preparar como um coquetel.

Colocar todos os ingredientes em uma coqueteleira com gelo.

Misturar bem.

Servir (sem o gelo) em um copo bem frio.

Decorar com uma rodela de laranja.

CHÁ VERDE AMANHECER

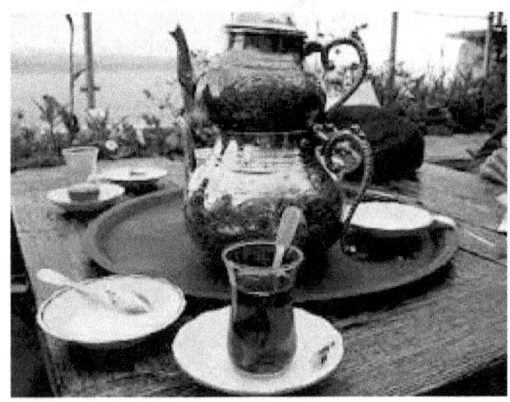

Ingredientes:

120 ml de chá verde (frio)

60 ml de suco de romã

90 ml de suco de laranja

1 rodela de laranja, para decorar

gelo

Preparação:

Colocar o gelo em um copo grande.

Despejar devagar o chá verde, depois o suco de laranja, e depois o suco de romã. *SEM MEXER.*

Decorar com uma rodela de laranja.

BATIDO DE KIWI E LIMÃO COM HORTELÃ

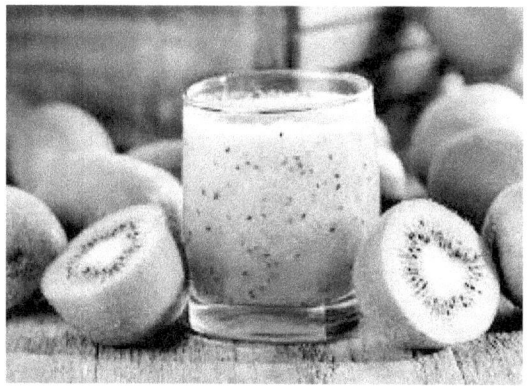

Ingredientes:

2 kiwis descascados

1 colher de hortelã fresco

180 ml de chá verde

1 medida de proteína em pó com sabor a baunilha

1 colher de chá de raspas de limão

2 colheres de iogurte de soja ou de leite, sabor a baunilha, sem gordura ou baixo em gordura

1 colher de néctar de agave (opcional)

Decoração: fatia de limão e raminho de hortelã fresco

Preparação:

Colocar e bater todos os ingredientes no liquidificador.

Decorar com uma fatia de limão e um raminho de hortelã fresco.

CHÁ DE CANELA, GENGIBRE E LIMÃO

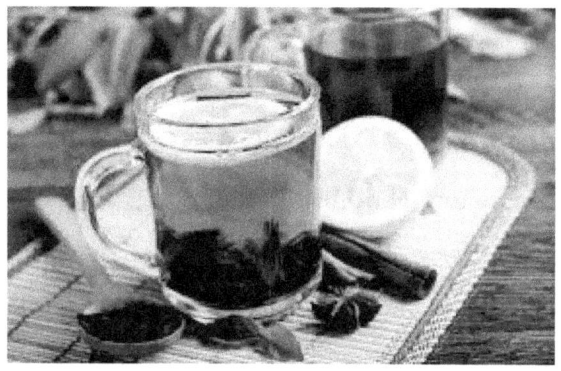

Ingredientes:

8 xícaras de água

2 bainhas de canela

¼ de xícara de suco de limão natural

8 fatias de gengibre fresco (de aproximadamente 1,5 cm)

3 colheres de mel ou agave (opcional)

Preparação:

Levar a água a ferver.

Adicionar o gengibre, suco de limão e pedaços de canela, em seguida, cobrir e cozinhar o tempo que você desejar, como mínimo 15 minutos.

Adicionar o mel ou agave e servir morno ou quente. O gengibre e a canela se podem deixar para aumentar o sabor, ou retirar para um sabor mais suave.

O chá pode ser mantido na geladeira por 4 dias e beber frio ou aquecido a gosto.

CHÁ BRANCO, VERMELHO E AZUL

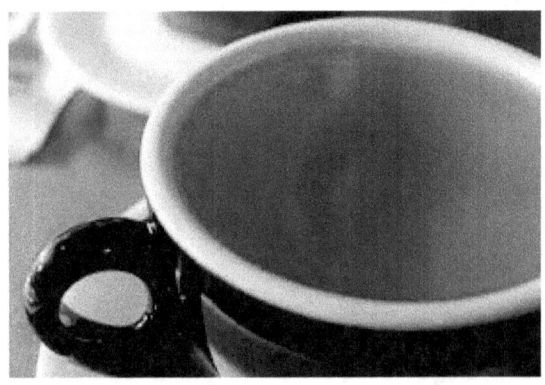

Ingredientes:

180 ml de chá branco

90 ml de suco de mirtilo ou romã

1 colher de raspas de limão natural

2 mirtilos

Preparação:

Preparar como um coquetel.

Colocar todos os ingredientes em uma coqueteleira com gelo.

Misturar bem.

Servir (sem o gelo) em um copo bem frio.

Decorar com uma rodela de limão e os mirtilos.

BATIDO DE PROTEÍNA

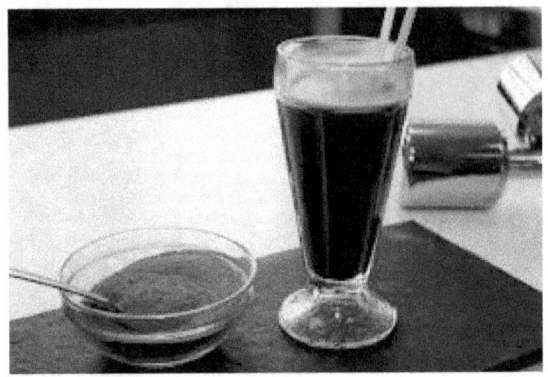

Ingredientes:

6 colheres de suco de romã

3 colheres de chá de pectina cítrica modificada

¼ de xícara de suco de açaí

¼ de xícara de chá verde

½ xícara de suco de fruta

¼ de xícara de mistura de frutas vermelhas

½ banana

2 copinhos de proteína em pó

1 colher de chá de raspas de limão

½ colher de chá verde em pó

1 pílula de vitamina E

Preparação:

Colocar todos os ingredientes no liquidificador e misturar bem.

CHÁ FRESCO

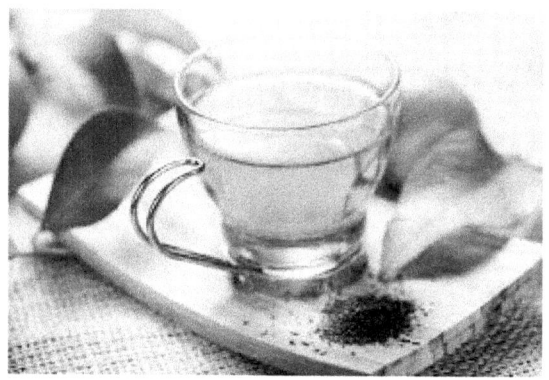

Ingredientes:

210 ml de chá verde

1 colher de hortelã fresco

2 colheres de suco de limão natural

2 colheres de xarope de maple

1 rodela de limão

Preparação:

Preparar como um coquetel.

Colocar todos os ingredientes em uma coqueteleira com gelo.

Misturar bem.

Servir (sem o gelo) em um copo bem frio.

Decorar com hortelã fresco.

MOLHO TAILANDÊS

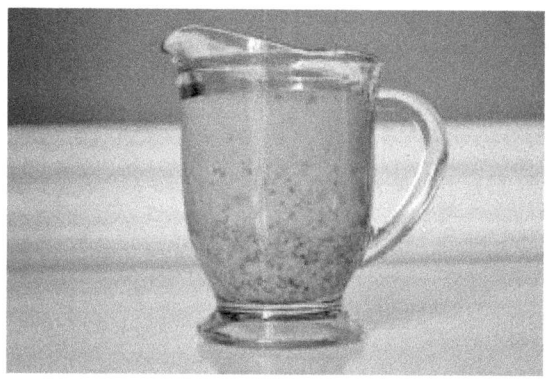

Ingredientes:

3/4 de xícara de suco de limão natural

½ xícara de açúcar ou mel

4 colheres de molho de peixe tailandês

1 colher de alho picado

1 colher de cebolinha fresca, picada

sal marinho a gosto

½ colher de manjericão fresco

½ colher de hortelã fresco

½ colher de coentro fresco

Preparação:

Colocar e bater todos os ingredientes no liquidificador.

MOLHO DE MAÇÃ

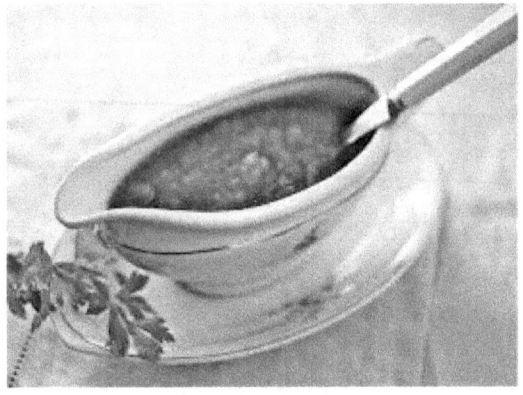

Ingredientes:

8 maçãs grandes, descascadas e sem sementes

1/3 de xícara de suco de maçã ou água

1 colher de canela

1 colher de chá de extrato de baunilha

1 colher de agave ou açúcar de cana natural (opcional)

1 pedaço de baunilha, uns 2-3 cm (opcional)

Preparação:

Colocar as maçãs descascadas, água ou suco e todos os outros ingredientes em uma panela.

Se você estiver usando o pedaço de baunilha, cortar ao meio longitudinalmente e colocar na panela.

Esquentar em fogo médio/alto.

Deixar ferver e deixar ao fogo baixo.

Tampar e cozinhar até que as maçãs estejam macias (uns 15 minutos).

Retirar a baunilha e transferir para um processador de alimentos ou liquidificador e bater.

Servir quente ou frio.

MOLHO DE ABACATE TEMPERADO

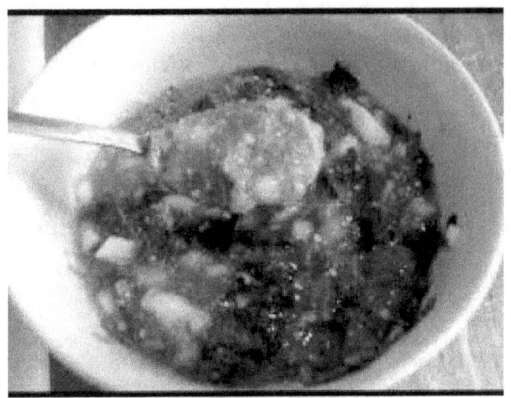

Ingredientes:

2 abacates maduros

2 colheres de maionese de ovo sem gordura ou de iogurte grego

½ colher de chalota picada

½ colher de salsinha fresca finamente picada

½ colher de chá de cebolinha fresca, picada

1 colher de suco de limão natural

½ colher de alcaparras picadas

1 colher de pepinos em conserva picados

Molho picante, a gosto

sal marinho a gosto

Preparação:

Com uma colher, retirar a polpa do abacate e colocar numa tigela.

Adicionar o iogurte ou maionese, o suco de limão e misturar.

Adicionar os ingredientes restantes.

Temperar com sal marinho e pimenta, a gosto.

MOLHO CREMOSO CESAR

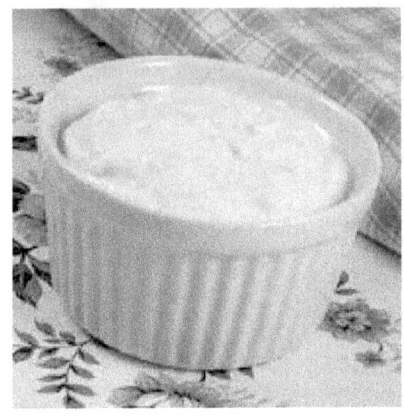

Ingredientes:

¼ de colher de alho fresco picado

½ xícara de tofu (purê)

1/3 xícara de água

2 colheres de suco de limão natural

1 colher de pasta de misso branco

1 colher de queijo parmesão ralado

2 colheres de mostarda de Dijon

¼ de colher de molho Worcestershire

1 colher de cebola em pó

pimenta do reino a gosto

2 colheres de azeite (opcional)

Preparação:

Colocar e bater todos os ingredientes no liquidificador.

Se manterá por 3-4 dias na geladeira.

Se o molho espessar, apenas misturar com um garfo e adicionar um pouco de água.

TEMPERO TANDORI

Usar este tempero para frango, peixe, camarão ou tofu.

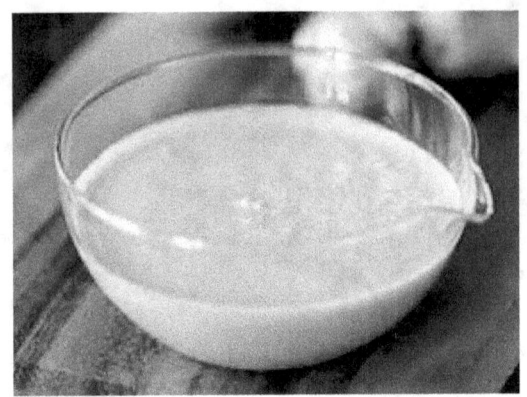

Ingredientes:

½ xícara de iogurte grego light

1 colher de raspas de limão

2 colheres de azeite

1 colher de alho fresco picado

1 colher de gengibre fresco ralado

1 colher de cominho

½ colher de coentro

¼ de colher de páprica doce

¼ de colher de chá de canela

¼ colher de chá de pimenta do reino

½ colher de sal marinha

Preparação:

Misturar todos os ingredientes.

Deixar a carne marinar pelo menos 24 horas.

MOLHO PICANTE DE ROMÃ E MIRTILO

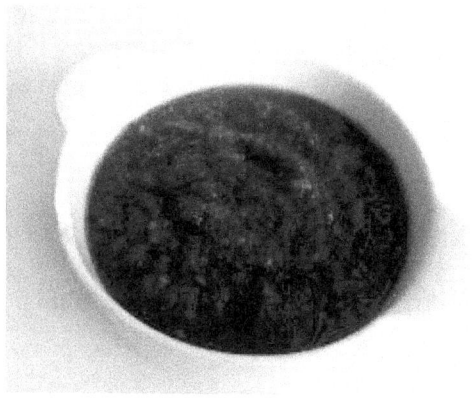

Ingredientes:

300 gramas de mirtilos frescos ou congelados

1 xícara de açúcar orgânico de cana, xarope de maple ou agave

1 xícara de suco de romã

1 colher de raspas de laranja

1 colher de gengibre fresco ralado

½ colher de pimenta jalapeño

1 bainha de canela

Preparação:

Colocar todos os ingredientes na panela.

Cobrir e deixar ferver.

Deixar ferver em fogo baixo.

Cozinhar por 25-30 minutos.

Deixar esfriar um pouco. Este molho se manterá por 30 dias na geladeira.

TEMPERO HOISIN

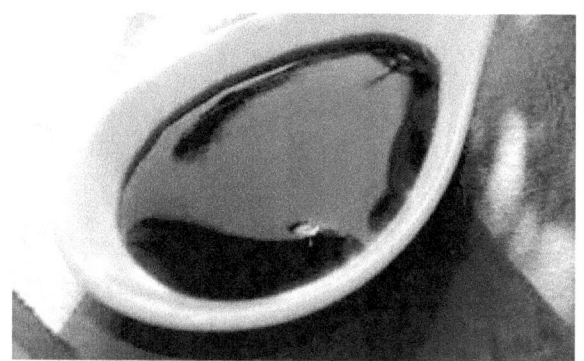

Ingredientes:

¾ de xícara de molho Hoisin

1 xícara de catchup

2 colheres de vinagre de arroz

½ xícara de mel

1 colher de raspas de laranja

1/8 de xícara de suco de laranja natural

¼ colher de chá de pimenta malagueta em pó

½ colher de chá de gengibre em pó

¼ de colher de alho fresco picado

1 colher de cebolinha fresca, picada

1 colher de azeite

Preparação:

Misturar todos os ingredientes.

Deixar marinar a carne por 24 horas.

MARINADA DE ERVAS

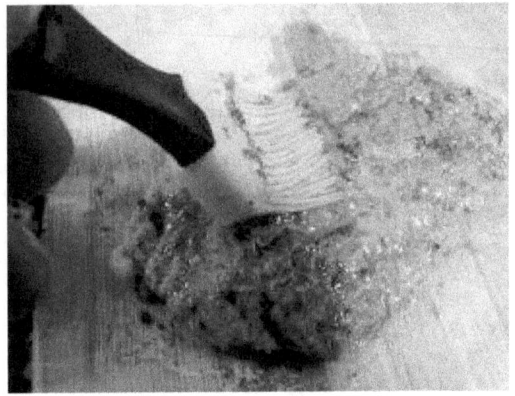

Ingredientes:

4 colheres de azeite

1 ½ colheres de alho fresco picado

3 colheres de cebolinha picada

3 colheres de cebolinha fresca, picada

2 colheres de salsa fresca finamente picada

1 colher de manjericão fresco picado

¼ colher de chá de sal marina

¼ colher de chá de pimenta do reino

2 colheres de suco de limão natural

Preparação:

Misturar todos os ingredientes.

Esfregar sobre a carne.

Deixar repousar pelo mínimo 20 minutos.

COULIS DE TOMATE

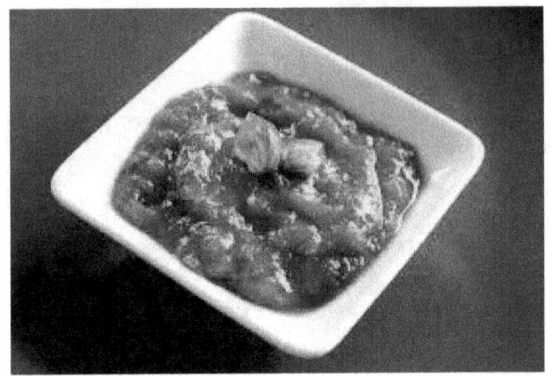

Ingredientes:

4 tomates picados

2 colheres de chalota finamente picada

1/3 de xícara de suco de limão natural

1 colher de coentro picado

1 colher de chá de cebolinha fresca, picada

1 colher de manjericão fresco picado

sal marinho a gosto

pimenta do reino a gosto

1 colher de chá de pimenta jalapeño picada (opcional)

Preparação:

Preparar todos os ingredientes de acordo com as especificações acima.

Misturar em uma tigela.

Deixar esfriar um pouco e servir.

MOLHO COQUETEL DE SOJA E GENGIBRE

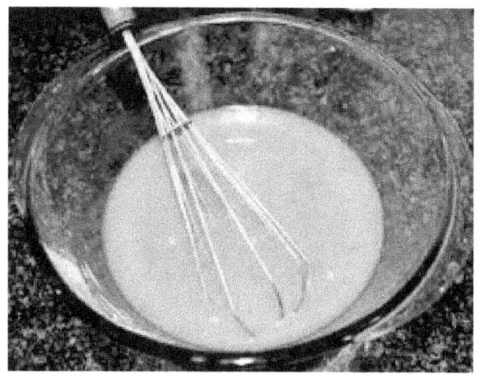

Ingredientes:

½ xícara de catchup

2 colheres de molho de soja

1 colher de gengibre fresco ralado

1 colher de alho picado

1 colher de suco de limão natural

Preparação:

Misturar todos os ingredientes.

Deixar esfriar uns minutos e servir.

MOLHO SECRETO

Experimente com hambúrguer de frango ou peru.

Ingredientes:

½ xícara de catchup

½ xícara de pepinos em conserva.

Preparação:

Misturar todos os ingredientes.

Este molho se manterá por 30 dias na geladeira.

O FAMOSO GUACAMOLE DA VOVÓ

Eu o uso desde faz mais de 25 anos, não falta na minha cozinha; esta é a receita da minha avó. Dica: para manter a cor verde do guacamole (para não oxidar), colocar a semente do abacate no molho já preparado. Não quebrar a semente!

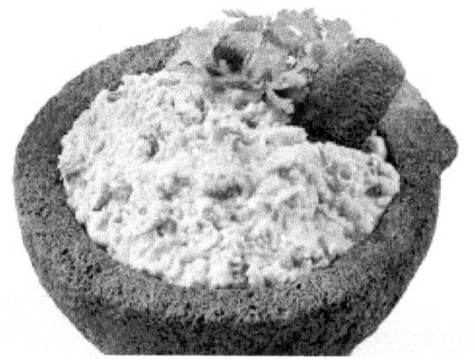

Ingredientes:

5 abacates maduros

½ xícara de cebola roxa finamente picada

2 colheres de suco de limão natural

¼ de colher de orégano

1 colher de coentro picado

¼ de colher de alho fresco picado

½ tomate picado (descascado e sem sementes), opcional

Preparação:

Com uma colher, retirar a polpa do abacate e colocar numa tigela.

Esmagar e misturar a polpa. (Eu prefiro pouco picado).

Adicionar os ingredientes restantes.

Adicionar o tomate, se desejar.

Decorar com folhas de coentro.

MOLHO DE IOGURTE AO CURRY

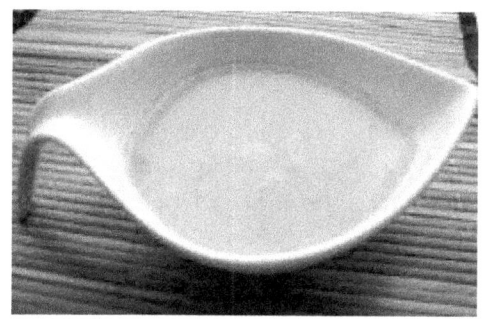

Ingredientes:

½ colher de azeite

½ colher de alho picado

½ xícara de tomate picado (pode usar enlatado)

1 colher de chá de gengibre

¼ de colher de chá de cominho

1 colher de curry

¼ colher de chá de pimenta malagueta em pó

½ colher de coentro fresco picado

¼ de xícara de caldo de galinha

¼ de xícara de iogurte light

Preparação:

Aquecer o azeite em uma frigideira em fogo baixo e fritar o alho.

Adicionar o tomate, especiarias, jalapeño, frango e temperos restantes.

Refogar 20 minutos e retirar do fogo.

Colocar o iogurte e o coentro fresco picado.

Servir.

HUMMUS

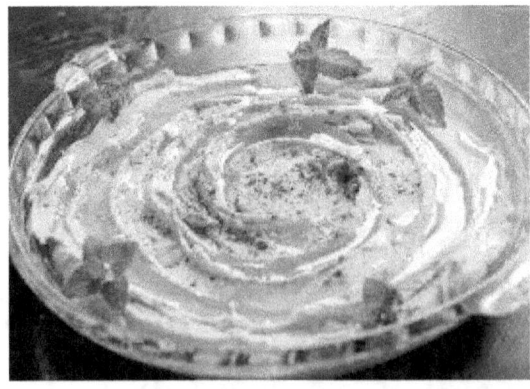

Ingredientes:

2 xícaras de grão de bico cozido (pode usar enlatado)

¼ de xícara de água

3 colheres de molho tahine

½ colher de alho picado

¼ xícara de suco de limão natural

¼ de colher de sementes de cominho torrado

sal marinho a gosto

1 pitada de pimenta de Caiena

¼ colher de chá de pimenta malagueta em pó (opcional)

Preparação:

Colocar e bater todos os ingredientes no liquidificador.

MOLHO DEUSA VERDE

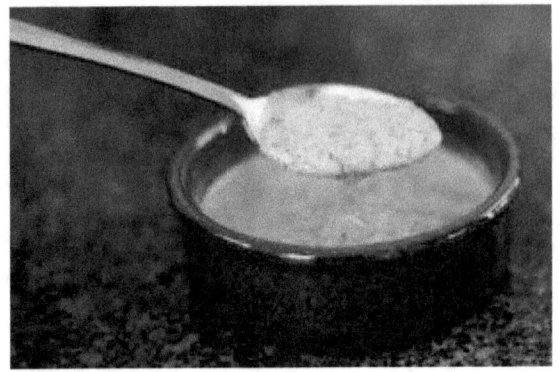

Ingredientes:

100 gramas de tofu

½ abacate maduro

1 colher de salsinha

1 colher de cebolinha fresca

1 colher de cebolinha fresca, picada

1/2 xícara de água

2 colheres de suco de limão natural

1 colher de chá de raspas de limão

¼ de colher de cebola em pó ou granulada

sal e pimenta a gosto

Preparação:

Colocar e bater todos os ingredientes no liquidificador.

Se manterá por 3-4 dias na geladeira.

Se o molho espessar, apenas misturar com um garfo e adicionar um pouco de água.

MOLHO DE IOGURTE COM PEPINO E ENDRO

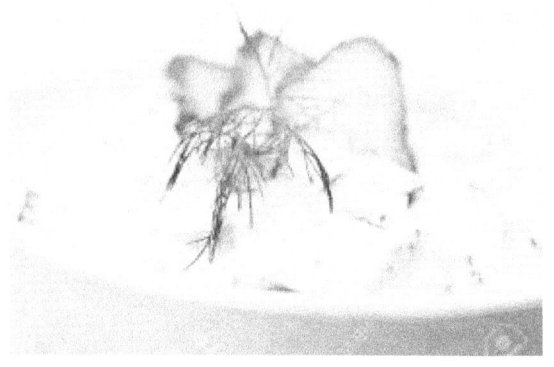

Ingredientes:

½ xícara de iogurte baixo em gordura

1 pepino descascado, sem sementes e cortado

1 colher de endro picado

Preparação:

Misturar todos os ingredientes.

TEMPERO DE IOGURTE E ENDRO

Ingredientes:

1 ½ xícaras de iogurte integral orgânico (pode usar de soja, leite ou seu favorito)

2 colheres de cebolinha picada

¼ de xícara de água

1 colher de endro picado

1 colher de sálvia picada

sal marinho a gosto

pimenta branca moída a gosto

Preparação:

Colocar e bater todos os ingredientes no liquidificador.

XAROPE DE MAPLE COM BAUNILHA

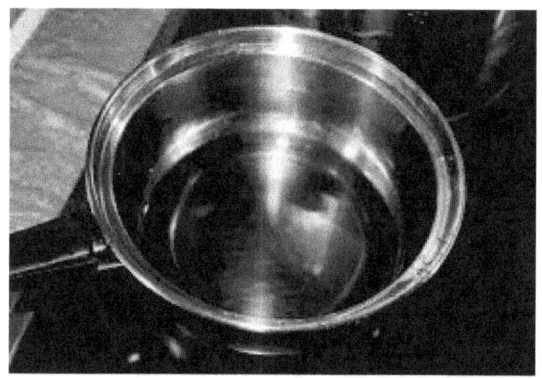

Ingredientes:

2 xícaras de xarope de maple

1 pedaço de baunilha no ramo (cerca de 2-3 cm)

Preparação:

Cortar a baunilha ao meio longitudinalmente.

Colocar em uma panela todos os ingredientes.

Deixar ferver em fogo baixo.

Servir.

MOLHO DE TOMATE ASSADO

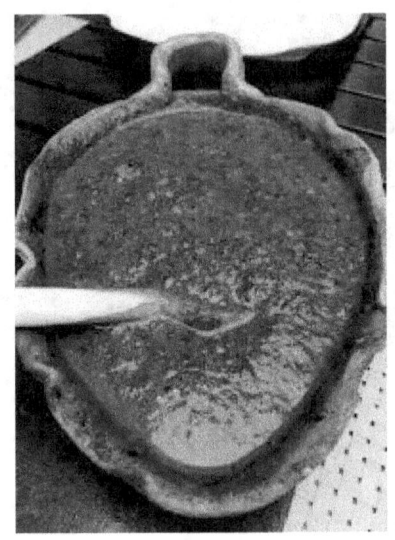

Ingredientes:

4 tomates

1 pimenta malagueta

1 dente de alho

½ cebola

½ colher de chá de sal marinho

1 colher de coentro picado

1 colher de suco de limão

spray de cozinha

Preparação:

Colocar os tomates, a cebola e o alho em uma forma de forno pulverizada com spray de azeite ou canola.

Cozinhar no forno a 180°C por cerca de 20-25 minutos (cozinhar o tomate ao seu gosto).

Colocar todos os ingredientes (exceto o coentro) no liquidificador e triturar.

Adicionar o coentro e servir.

MOLHO DE 3 ERVAS

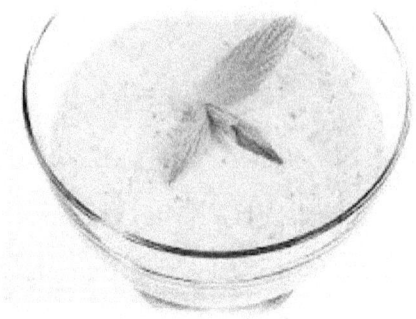

Ingredientes:

4 xícaras de caldo de galinha

¼ de colher de vinho Madeira

¼ de chalota picada

1 colher de tomilho fresco picado

2 colheres de manjericão fresco picado

1 colher de alfazema picada (opcional)

sal marinho a gosto

pimenta do reino a gosto

1 colher de azeite

½ xícara de farinha

½ xícara de caldo de galinha

Preparação:

Fazer uma mistura com ½ xícara de farinha e ½ xícara de caldo de galinha. Reservar.

Aquecer o azeite em uma panela em fogo baixo.

Adicionar a chalota e cozinhar até que esteja macia (uns 3 minutos).

Colocar o vinho. Cozinhar por 2 minutos.

Adicionar a mistura de caldo de galinha e as ervas.

Mexer até não ter grumos.

Deixar ferver em fogo muito baixo.

Mover ocasionalmente para o molho não pregar no fundo da panela e deixar sabor de queimado. (Se a parte inferior começa a queimar, colocar o molho em outra panela e continuar)).

Deixar cozinhar em fogo muito baixo por 1 hora.

Temperar com sal e pimenta, a gosto.

Você pode usar um pouco de azeite, se desejado.

Servir.

VINAGRETE DE FRAMBOESA

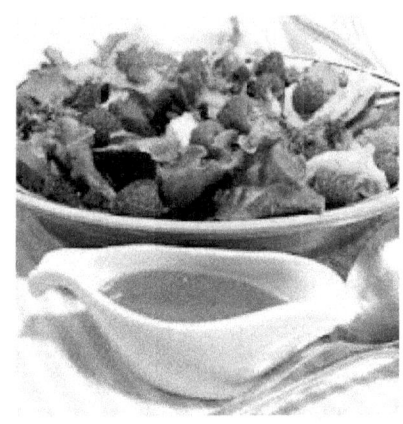

Ingredientes:

1 colher de chalota finamente picada

¾ de xícara de framboesas congeladas

½ xícara de agave ou mel

¼ de xícara de vinagre de framboesa

1 colher de mostarda Dijon

1/8 de colher de chá de sal marinho

pimenta do reino a gosto

Preparação:

Colocar e bater todos os ingredientes no liquidificador.

Servir.

Conclusão

Não gosto de criar expectativas, eu acredito que é melhor ver por um mesmo as coisas, mas lhe garanto que, com estas receitas, você verá melhorias nos sintomas em poucos dias ou semanas. Você vai ver grandes mudanças em apenas alguns meses. Você vai finalmente chegar ao ponto onde você não vai se sentir desconfortável ou você não vai ter nenhum problema, mesmo se não estiver tomando os suplementos do tratamento completo, isso já acontece depois de vários meses com a nova dieta. Lembre-se que mesmo assim você deve continuar tomando os suplementos e se alimentando bem, porque a deficiência de certos nutrientes é a principal causa da maioria dos problemas de saúde que existem.

Limitação de Responsabilidade

O autor não assume nenhuma responsabilidade por erros, omissões ou interpretação contrária do assunto deste livro.

Por favor note que as orientações ou recomendações aqui presentes não substituem totalmente os conselhos médicos. Você concorda que faz uso de parte ou todas as informações deste livro em seu próprio risco. O autor não é responsável por quaisquer danos que possam resultar de seguir os conselhos dados neste livro.

Se você está seguindo medicação ou tem dúvidas sobre os conselhos dados aqui, consulte o seu médico sem demora!